UNREAD

手术刀下的历史

改变世界的
27个真实手术故事

［荷］阿诺德·范德拉尔 著　李命心 译

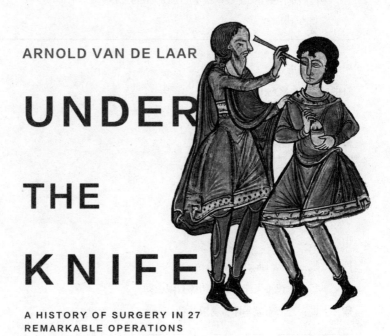

ARNOLD VAN DE LAAR

UNDER
THE
KNIFE

A HISTORY OF SURGERY IN 27
REMARKABLE OPERATIONS

天津出版传媒集团
天津科学技术出版社

著作权合同登记号：图字 02-2019-344

Copyright © 2014 by Arnold van de Laar
Published by arrangement with Uitgeverij De Bezige Bij B.V.,
through The Grayhawk Agency Ltd.
Simplified Chinese Edition © 2020 by United Sky (Beijing)
New Media Co., Ltd.
ALL RIGHTS RESERVED

图书在版编目（CIP）数据

手术刀下的历史 / (荷) 阿诺德·范德拉尔著；李
命心译. -- 天津：天津科学技术出版社，2020.5
（2021.2重印）
　书名原文：ONDER HET MES
　ISBN 978-7-5576-7739-8

　Ⅰ. ①手… Ⅱ. ①阿… ②李… Ⅲ. ①外科手术－普
及读物 Ⅳ. ①R61-49

中国版本图书馆CIP数据核字(2020)第059127号

手术刀下的历史

SHOUSHUDAO XIA DE LISHI

选题策划：联合天际·边建强

责任编辑：张建锋

出　　版：天津出版传媒集团
　　　　　天津科学技术出版社

地　　址：天津市西康路35号

邮　　编：300051

电　　话：（022）23332695

网　　址：www.tjkjcbs.com.cn

发　　行：未读（天津）文化传媒有限公司

印　　刷：三河市冀华印务有限公司

开本 710×1000　　1/16　　印张15.5　　字数180 000
2020年5月第1版第1次印刷　2021年2月第1版第2次印刷
定价：58.00元

关注未读好书

未读CLUB
会员服务平台

目录

引言

治愈之手：外科医生

　　1537 年的一个晚上，在为都灵战斗了一整天之后，年轻的法国军队外科医生安布鲁瓦兹·帕雷终于彻底清醒过来。他非常苦恼——战场里挤满了被火绳枪和毛瑟枪打伤的士兵，自己却没有处理这种伤口的经验。他在一本书中读到，将滚烫的油浇在伤口上，可以中和有毒性的火药。于是，他将这沸腾的液体滴在士兵们的血肉之躯上，油便像在平底锅中煎肉时一样溅起。可受伤的人实在太多了，仗打到一半，他的大油锅就空了。没有了油，他不得不用玫瑰油、蛋黄和松节油混合而成的软膏来减轻受伤士兵的痛苦。整整一夜，他都听着伤员尖叫着和死神斗争，觉得这是自己的错。第二天早上，他惊讶地发现，尖叫的正是他用沸腾的油治疗过的士兵，其他的伤员则没有。从此以后，他再也不用沸油治疗伤口，并在后来成为一名伟大的外科医生。这是迈向现代外科学的第一步。

　　自人类行走于地球之始，外科学便自然而然地发展起来，因为人类会遇到必须"手工"治愈的疾病。用手治病的治疗师被称作"chirurgeon"，源自希腊语"kheirourgia"，意思是手（kheir）和工作（ergon）。我们的现代词汇"surgeon"（外科医生）和它是同源的。战斗、狩猎、迁徙、挖根、从树上坠落、逃离掠食者——艰苦的生活使我们的祖先面临无尽的受伤风险。因此，处理伤口不仅是最基本的外科操作，而且很可能是第一个外科操作。从常识来看，我们应该用水冲洗被污染的伤口，对流血的伤口施加压力，并将开放性伤口覆盖；如果伤口愈合了，我们下次就采取同样的措施。但在中世纪，常识却被传统所掩盖。我们中世纪的前辈并不会去观察他们行为的结果，而是遵循某位伟大的先知在古书中所写的内容，所以伤口不会被清洗干净，而是会被用烙铁或沸油煎焦，再用一块脏布包裹起来。在那个愚昧时代过去之后，常识渐渐占据上风，一种基于实验的崭新的外科学诞生了。

但回头来看，我们的祖先是什么时候开始想到通过切开的办法来处理溃烂、脓疱、痈或脓肿之类感染的呢？脓的引流是第二个基本的外科操作，你只需要一个尖锐的物体，比如金合欢刺、燧石箭头、青铜匕首或钢手术刀。刀就这样走进了外科学，今天的外科医生仍然谨记一句古老的拉丁格言："Ubi pus, ibi evacua."（即"有脓液，清理它"）

第三个基本的外科操作是处理骨折。逃离狼群、狩猎猛犸象、被岩石和树根绊倒——史前生活绝对会提供足够多的机会让你的骨头断掉。在伤者面对巨大的痛苦时，那个年代是否能有人拥有足够的理智将骨折复位？无论如何，这不是每个人都能做到的事。他必须有胆量才能去做，更重要的是，伤者必须愿意让他这样做。只有拥有足够的勇气、权威和经验，并表现出足够同情心的人，才能赢得这种信任；而且，他的双手还要灵活。这个人就是外科医生，能用双手治愈疾病的人。

为患者提供紧急治疗仍然是外科医生工作的一部分。处理外伤和严重的失血、保证患者的呼吸、维持患者生命体征平稳，依然是医院急诊外科医生的首要任务。这是明确又实在的原则。处理伤口、脓肿和骨折，诊治急性病症，患者便会对医生产生感激之情。

但是更进一步，进行一场手术却是另一件完全不同的事。你不是治愈一个伤口，而是创造一个伤口。一位明智的外科医生（以及明智的患者）会权衡风险。手术通常会成功还是失败？还有其他替代方案吗？如果我什么都不做，患者会怎样？如果手术失败，患者会怎样？我们始终在寻求全力救治和避免伤害之间的平衡。罗马执政官马吕斯曾让一位外科医生剥除了他曲张的静脉。他术后活了下来，还继续统治了罗马许多年。外科医生约翰·兰比为英格兰的卡罗琳王后进行了脐疝手术，导致了她的惨死。然而，他的那位罗马同行受到了严厉的谴责，并且被禁止在马吕斯的另一条腿上进行手术，而兰比却因他为皇家提供的服务被封爵。外科医生真是一种难以预测的职业。

外伤、骨折、化脓感染和手术会留下疤痕，而感冒、腹泻、偏头痛之类的疾病通常不会留下任何痕迹。这种差异可以用两个不同的词语来表示"好转"：我们用"疗伤"——"使机体完整"——来描述手术、伤口、瘀伤和骨折，用"治病"——"使健康恢复"——来描述疾病。笼统地说，外科医生疗伤，而内科医生治病。外科医生长期以来也顺便兼做内科工作，但他们把自己限制在外科手段可解决的问题上，这些问题只占所有疾病的一小部分。大多数病症根本不需要外科医生或手术的干预。16世纪的外科医生所提供的服务是如此简单和有限，以至于他们可以像普通商人一样在一家小店铺里完成工作。在阿姆斯特丹，外科医生是一个微不足道的职业群体，他们与其他三个行业——滑板制造者、木偶制造者和理发师，同属一个行会。

18世纪以前，处理外伤、感染和骨折占了外科医生有限的执业范围的一大部分。除此之外，还要加上切割或烧灼可疑的肿瘤和增生组织，当然还有当时最流行的手术——放血，可这与其说是治疗，不如说是迷信。总而言之，这是一个相当简单又无聊的行当。如果在那个年代当外科医生，我肯定不会像现在这样享受我的工作。

随着经验、知识的增加和方法的改进，越来越多的病症可以通过手术治疗了。直立行走是许多我们人类特有疾病的重要病因。我们的祖先400万年前迈出的第一步，带来了一系列需要大量手术干预的健康问题。静脉曲张、腹股沟疝、痔疮、腿部血液供应不足（间歇性跛行）、髋关节和膝关节磨损（关节炎）、脊椎病（椎间盘突出）、胃灼热和膝关节半月板撕裂，都是因为我们用两条腿走路。

有两种疾病是当代外科医生工作的重要内容，直到最近才对人类生命造成严重威胁。癌症和动脉血管变硬（动脉硬化）在过去的几个世纪里进入了我们的生活，以高热量饮食和吸烟为代表的生活方式造成了这些疾病的高发。发病者通常是老年人，在过去，你或许在得癌症或动脉阻塞之前就已经去世了。

从19世纪开始，人们的寿命突然变长。这得益于西方世界的一项显著进步：人们开始更加注意卫生。这比任何伟大的发现或著名的外科医生对现代外科学的贡献都要大，并使外科学产生了翻天覆地的变化。很难想象人们为什么花了那么长时间才将卫生和手术联系在一起。如果我们有机会回到18世纪的手术室里，必然会感到非常震惊。尖叫一定十分骇人；向四面八方飞溅的血液，以及截肢肢体被灼烧的恶臭都会令人作呕。那是恐怖电影中才会有的场景。

拖鞋，帽子和手术口罩

现代外科医生常换衣服。做手术时，他们穿上"洗手服"——干净的浅蓝色或绿色上衣和裤子、白色拖鞋以及帽子。在手术室里，他们还会戴上外科口罩；手术开始时，再把无菌的、被称为"手术衣"的手术外套穿在洗手服和无菌橡胶手套外。19世纪末，有人发现病菌可以通过微小的唾液飞沫在空气中传播。布雷斯劳的外科医生约翰·冯·米库利茨认为，在手术过程中不仅要尽量少说话，还要戴上口罩。也许当时的男外科医生戴布口罩主要是为了遮盖胡须，就像用手术帽盖住他们的头发一样。无论如何，根据米库利茨的说法，他们很快习惯了这种做法，正如他1897年在书中所写的那样，戴着口罩呼吸和女士在街上戴着面纱一样容易。艾滋病的流行也使得许多外科医生在手术中佩戴防溅眼镜。这在戴口罩时会很麻烦，因为如果口罩没有紧贴脸颊和鼻子，眼镜就会起雾。被称为手术目镜的放大镜常与前额照明灯相搭配，用于精准手术。最笨重的手术服是在使用X射线的手术中用到的，手术服下面会穿一件很重的铅衣。

现代手术室一般都很安静，可以闻到消毒剂的味道，有吸引器来吸除血液或其他液体。唯一的背景噪声来自监护仪上沉睡患者的心跳，收音机有可能开着，但手术团队也可以自由交谈。然而，现代手术和以前的手术之间真正的差别更为细致，并且对于外行人来说不再是那么简单明了。这一差别就是无菌，是通过实施严格的规则来实现的，这一规则构成了整个现代医学的基础。

在外科领域里，无菌意味着"完全没有细菌"。我们的洗手服、手套、手术器械和其他设备都经过消毒。它们被放在高压灭菌器（一种高压锅）内几个小时，用蒸汽处理或者用γ射线照射以杀死所有细菌和其他微生物。在手术过程中，我们采取近乎于苛刻的措施，在伤口周围形成一个无菌区域，在该区域内的任何人和任何物品都不能触及区域外的人和物品。如果你是手术团队的一员，那么你就是无菌的，这意味着你的衣服和手套上不该有任何细菌。为了保持这种无菌状态，无论是在穿手术衣和戴手套的过程中，还是在患者周围走动时，你都必须遵守严格的程序：双手始终放在腰部以上，在经过彼此时对视，在系手术衣时完全转过身去，永远不要背对患者。为了进一步限制手术室内的细菌数量，每个人都要戴着帽子和口罩，手术中在场人数保持在最低限度，门尽可能地关闭。

所有这些措施都产生了非常明显的效果。在过去，手术后脓液从伤口渗出被认为是正常现象，只有愚蠢的外科医生才不知道这一点，所以那时候的伤口不得不保持开放，以便脓液流出。直到术中的无菌得以确保，常规伤口的感染才得到预防，并且在手术完成后可以立即缝合伤口。因此，卫生不是外科学中唯一的新元素，伤口的缝合也是一个相对较新的进展。

外科医生是什么样的人？究竟是什么让你想要切开其他人的身体，即使他们感觉不到？患者在术后痛苦挣扎时，你该如何入睡？哪怕你没有犯错，患者却因为你的手术而死亡，你该如何坚持下去？外科医生是精神错乱、优秀过人，还是肆无忌惮？是英雄主义，还是喜欢卖弄？一名外科医生总是充满了紧张感。手术是一件美妙的事情，但其中的责任重大。

外科医生本身就是治疗的一部分。毕竟，他们的双手和技术就是治疗所用到的设备。一旦出现问题，你必须对自己有所判断。你要问自己，问题是否由于你在治疗中的作为产生，还是一切都按部就班，问题是由其他原因引起的。毕竟无论治疗方案多么先进，我们都永远不会知道疾病将如何转归。疾病本身的发展过程也可能造成问题。但作为一名外科医生，你得学会对自己做出解释，这对内科医生没那么重要，他们不用自己的双手干预治疗。你还要问自己，你是否做了正确的事，是否尽了力。大多数外科医生将这永恒的质疑隐藏于自信的外表下。这种态度塑造了外科医生无所不能而又高不可攀的形象。但是，即使对于最自信的外科医生来说，这也只是一种表象，使得他们能够承担责任，远离内心深处的内疚感。无论如何，坚持下去吧，这是他们的座右铭。

每个外科医生都会遇到患者在术中或术后死亡的情况，即使他们没有犯错。你必须克服它并继续前进，因为还有下一位患者在等待治疗。这有点像火车在铁轨上撞了人，司机却无能为力，火车必须继续运行下去。患者的死亡是戏剧性事件，而根据不同的情况和手术的原因，有些是更难释怀的。如果患者本身患有癌症或遭遇了严重事故，则除了手术之外别无选择。如果是选择性手术，也就是说还有非手术的替代治疗方案，或者患者是儿童，则外科医生很难为自己开脱。

你的经验多少自然也会产生影响，做过5次与做过500次手术有很大差别。每个过程都有一个学习曲线，在前几次实践时，并发症发生的概率会高一些，但随着你经验的累积，这一风险也会降低。每个外科医生都必须经历这种学习曲线，没有例外。我想知道当我刚开始做外科医生时，我的第一批患者是否意识到我相对缺乏经验。在19世纪，查尔斯·弗朗索瓦·费利克斯·德·塔西绝不是一个新手，但当路易十四找他看病时，他还从未做过肛瘘切开术。因此，他请求国王给他6个月的时间，先在75名患者身上试验过之后，再为国王动手术。

外科医生的时间极为紧迫，你要有足够的体力连续工作几个小时，大多数时间站着，没有固定休息时间，值夜班并在白天接着工作；写出院文件，训练年轻医生，指导你的团队，保持和蔼的态度，告诉人们坏消息，给他们希望，记录你所说和所做的一切，详尽地解释每件事，而且永远不能让下一个患者在候诊室等太久。

幸运的是，工作中的挫折和不那么令人愉快的事都能被患者和家属的感激所消解，而且手术的巨大乐趣远远超过了工作的辛苦。做一场手术很复杂，但也很令人享受。外科医生所做的大部分事情都是非常基础的，用到的都是在幼儿园能学到的技能，比如切割、缝合，以及整齐干净地做好一切事情。如果童年时我没有玩过乐高或者不喜欢做手工，那么我就不适合做外科医生。还有一些事让手术变得享受：像侦探一样工作，找出患者哪里出了问题。寻找潜在的问题，并与同事讨论最佳解决方案，是一种愉快的消遣。

对于那些没接触过手术的人来说，外科医生的工作可能看起来很神奇：一个人能够拥有拯救他人性命的责任、技能和知识。这就是外科医生经常备受尊重，甚至让人敬畏，被描绘成英雄的原因。面对灾难和可怕的工作环境，外科医生试图用他们的手术刀挽救患者。但这种形象通常是扭曲的。也有外科医生冷血、天真、邋遢、笨拙或为金钱和名利折腰。

在这本书中，我讲述了与我的专业有关的一些故事、一些著名的患者、闻名的外科医生和非凡的手术。这并不简单，因为手术不仅是一项有趣而令人兴奋的工作，更重要的是非常具有技术性。外科学涉及复杂又精细的人体机能，还使用对于外行人来说几乎无法理解的术语。没有外科背景的读者可能不懂我们在说什么，例如"急性腹主动脉瘤""乙状结肠穿孔"或"比-Ⅱ式切除术"。因此我需要对外科概念进行解释，以便每个人都能理解这些故事的重点。这就不仅涉及手术的历史，还涉及我们的身体如何运转，以及外科医生可以做些什么来维持它的运转。

一些外科术语可能需要进一步解释。"切口"和"切除"这两个词来自拉丁语，字面意思是"切入"和"去掉"。"创伤"来自希腊语，意为"受伤"或"伤口"。从经历痛苦后感到创伤的意义上来说，创伤也可以是心理上的，但在外科学中，它意味着身体受到了某种损伤。"指征"是指"手术的原因"，而"并发症"是一种需要避免的结果或是灾难。其他术语可以参见书后的术语表。

这些故事并没有完整地呈现出外科学的历史，但它们能够给读者一个关于外科学的印象。什么是外科学？过去的外科学是什么？手术过程中会发生什么？手术中需要什么？人体在被刀、细菌、癌细胞或子弹攻击时会作何反应？休克、癌症、感染以及伤口和骨折愈合的原理是什么？什么可以通过手术修复，什么不可以？常见的手术是如何出现的，是谁发明了它们？大多数章节描写了在历史名人身上进行的手术以及这其中有趣的细节。你是否知道，阿尔伯特·爱因斯坦的寿命原本没有这么长，胡迪尼在患有急性阑尾炎的情况下奉献了最后的表演，茜茜皇后在60岁时被刺伤，约翰·F.肯尼迪和李·哈维·奥斯瓦尔德由同一位外科医生做了手术，一名阿姆斯特丹男子切开自己的膀胱取出了一枚石头？你是否知道，在手术过程中有电流通过你的身体，直到150年前外科医生才开始在手术前洗手？

　　有些故事对于我来说尤为亲切。患有膀胱结石的男人简·德·多特是我的最爱，因为我自己就住在阿姆斯特丹，距离他给自己做手术的地方不远；贪吃教皇的故事也令我着迷，因为我对肥胖患者的手术尤感兴趣；还有关于波斯国王的故事，因为我曾有幸成为他那迷人遗孀的外科医生；以及彼得·史蒂文森的故事，因为我在美丽的加勒比海圣马丁岛工作过几年；还有一个关于微创手术的故事，因为我的老板在进行史上第一次远程手术时，我也在场。最后还要提到的是，在很久以前，阿姆斯特丹还有另一位外科医生也写了一本有关他对外科手术的观察的书，他就是尼古拉斯·杜普，伦勃朗在画作《杜普教授的解剖课》中描绘了他。他在《医学观察》（*Observationes Medicae*）中用有关黑猩猩的章节做结尾，我追随这位阿姆斯特丹同行的脚步，将本书最后一章献给一种特殊的动物。

　　尼古拉斯·杜普将他的书献给了他的儿子。我也把我的作品献给我的孩子——维克多和金，我常不得不放弃晚上和周末陪伴他们的时间去医院工作。

阿诺德·范德拉尔

阿姆斯特丹，2014年

取石术

1

阿姆斯特丹铁匠简·德·多特体内的石头

"AEGER SIBI CALCULUM praecidens"直译过来就是"一个生病的人切开自己身体前侧，取出一块石头"。这是17世纪的外科大师兼阿姆斯特丹市长尼古拉斯·杜普书中某章的标题。杜普描述了他在这座城市中遇到的各种各样的疾病和其他的奇妙医学现象，包括"连打12天的嗝""放血疗法后拇指坏疽""口臭的罕见诱因""吃了1 400条盐渍鲱鱼的孕妇""阴囊穿孔""每天尿出蠕虫""排便4小时后肛门疼痛""阴虱"以及相当可怕的"烧红的铁烫掉了臀部"。他用拉丁语撰写了《观察医学》一书，供年轻的外科医生和内科医生阅读。但在他不知情的情况下，这本书被翻译成荷兰语，并成为非医学读者追捧的畅销书。其中，铁匠简·德·多特切开自己膀胱取石的故事想必是最受欢迎的，因为他被画在了书的扉页上。

简·德·多特对杜普的同行们失去了信心，决定亲自动手解决问题。多年来他一直深受膀胱结石之苦，外科医生两次试图取出他体内的结石，但均以失败告终，他也差点因此丢了性命。这种手术被称为取石术，正如它的字面意思"切开取石"。在那个年代，取石术的死亡率，即患者死于手术的概率，是40%。成功的取石师最重要的标志之一就是有一匹好马，这样他就可以在患者家属找他算账之前跑得远远的。因此，取石师这个行业就像拔牙的和治白内障的一样，本质上是一种旅行职业。这种游牧式执业的优势在于，下一个村庄总是有不堪疾病折磨的可怜人，他们愿意承担风险——当然，还要为此掏钱。

简·德·多特曾经冒着极大风险尝试过两次取石术，从统计数据来看，综合风险高达64%，所以，他能活下来已经算是很幸运了。难以忍受的剧痛和不适让他在夜晚也无法入睡。膀胱结石自古以来就有，它们在古代木乃伊中被发现，而且关于"取石术"也时有记载。膀胱结石造成的疼痛曾是一种日常的症状，就像疥疮和腹泻，所以你可以将它类比为现在的常见病，比如头痛、背痛或肠易激综合征。

膀胱结石由细菌引起，是不注意卫生的直接结果。人们有一种误解，认为尿液本来是脏的。在正常情况下，这种产生于肾脏的黄色液体在经由尿道排出之前不会接触任何病原体。因此，尿液中有细菌是不正常的，细菌会导致膀胱出血、化脓，进而产生坚硬的沉淀物。只要沉淀物小到能够通过尿液排出，你根本感觉不到它。但是如果膀胱感染连续发生，沉积物可能变得很大，以至于无法从尿道排出了，然后它就会形成一块石头。而且，一旦石头在膀胱中形成，由于过大而无法排出，往往还会诱发新的感染。所以一旦你患上结石，就永远无法摆脱，并且随着每次感染，结石都会变大。因此，膀胱结石具有典型的层状结构，像一颗洋葱。

为什么17世纪的人那么容易得膀胱结石，而在今天非常罕见？在阿姆斯特丹这样的城市里，房屋寒冷、潮湿、透风，风从门框、窗框的裂缝中吹进来，墙壁被潮气打湿，雪也从房门底下钻进屋内。人们对此束手无策，只能不分昼夜地穿着厚厚的衣服。伦勃朗的画中画着身穿皮草大衣、头戴帽子的人们。在那个年代，人们不可能每天用干净的水洗澡。运河里的水是脏的，死老鼠漂浮在水面，人向水里排便、扔垃圾，制革商、酿酒商和画家向里面排放化学品。城里约旦区的运河只不过是交错于周围的牧场的泥泞沟渠的延伸，牛粪在其中缓缓流入阿姆斯特尔河。你没法在河水中洗个体面的澡，或清洗内衣，连厕纸都还尚未被发明。

这就造成他们的腹股沟和私处总是很脏。尿道，是从体内排出尿液的腔道，它对于细菌进入膀胱只是一个很小的屏障。对于这种来自外部的侵袭，最佳措施是尽可能多地排尿来冲洗尿道和膀胱。这意味着要喝很多水，可干净的饮用水也是很难得的。水泵的水也并不总是值得信赖。确保水安全的最好办法是用它来做汤，还可以做成葡萄酒、醋和啤酒长时间保存。在1600年前后，每个荷兰公民平均每天要喝超过1升的啤酒。可这对儿童不适用，因此膀胱感染通常在童年时期就开始了，使得结石有足够长的时间越长越大。

希波克拉底和取石师

年轻的医生宣誓希波克拉底誓词时，他们向众神承诺了许多事情，被归结为以下4个基本原则：照顾的责任（为所有患者尽力）、职业道德（尊重和忠诚于同事）、职业保密（隐私和自由裁量权）以及一个无所不包的起点——"不伤害原则"（拉丁语为 Primum non nocere）。根据希波克拉底的说法，取石术并不符合这些原则。在他的誓词中，他敦促医生将取石这项工作留给别人。今天，这个特定的段落被解释为，如果你自己不能治疗患者，就将他们转诊给专科医生，但这实际上是无稽之谈。希波克拉底的意思正如字面所说，他坚定地将取石师排除于医疗领域之外，连同拔牙的、算命的、做毒药的以及其他骗子。在他那个时代，这可能有充分的理由。无论一块膀胱结石让你多么痛苦，取出它的死亡风险都实在太高了。后来，手术的风险极大降低，即使在威胁生命的情况下，对手术的恐惧也不再有正当的理由。希波克拉底可能想象不到，如今的外科手术不仅可以挽救生命，还可以改善人们的生活质量。

任何膀胱感染都会造成3种令人不快的症状：尿频（排尿次数异常

增多）、尿痛（排尿时疼痛）和尿急（强烈的排尿冲动）。由于杜普将简·德·多特的行为描述为一项史无前例的杰作，多特的膀胱一定给他带来了巨大的痛苦，他才迫不得已自己动手切开了自己的身体。除了以上膀胱感染的常见症状之外，还有什么其他症状让这位铁匠陷入如此的绝望之中呢？

在膀胱的出口处，尿道的底部，有一种压力感受器。当你的膀胱充盈时，感受器会受到刺激，你会产生尿意。但是，无论你的膀胱是否充盈，沉在底部的结石都会造成同样的刺激。如果你尝试排尿，压力将导致结石挡住膀胱的出口，所以几乎没有东西能排出来。此外，结石将更加用力地压在感受器上，增加了排尿的冲动。这种恶性循环将导致更大的压力，更少的尿液排出，以及更强烈的排尿冲动——足以使人发疯。我们知道，罗马皇帝提比略令他的行刑官绑住受刑者的阴茎，当然也会造成这种症状。如果你日夜承受这种痛苦，无论膀胱是满还是空，你还担心40%的术中死亡比例吗？

从未患过膀胱结石的人，一定很难想象要在哪里切口来取出结石。压迫膀胱出口的石头被压力向下推，所以像简·德·多特这样的患者会确切地知道它的位置：在肛门和阴囊之间，这片区域被称为会阴。但是任何熟悉人体结构的人都不会从这里切开，因为这里血管密集，紧邻括约肌。从上方进入膀胱更为容易，但也因为靠近腹部和肠道而很危险。可取石师们不是解剖学家，而是狡猾的骗子，他们对自己的所作所为毫无概念。他们从下面会阴部切入身体，直奔结石，不去管切口对膀胱功能造成的损害。大多数在取石师刀下幸免于难的患者都尿失禁了。

在简·德·多特所在的年代，有两种方法可以去除膀胱结石："小"手术（使用"小器械"）和"大"手术（使用"大器械"）。罗马的塞尔苏斯早在公元1世纪就描写过第一种方法，但当时已经应用了许多个世纪。"小"手术的原理很简单：患者仰卧，双腿悬在空中，这个体位至今仍称为截石位。然后，取石师将食指伸入患者的肛门，通过直肠能够摸到前方膀胱中的结石，再用手指将结石朝着会阴方向拉。接着，让患者或其他人托起阴囊，在阴囊和肛门之间切口，直至可以看到石头。最后让患者像女人分娩胎儿那样用力排出结石。其他人可以通过按压腹部来帮患者排出，取石师也可以用钩子将结石拉出来。如果以上所做的一切成功了，那么还必须尽可能久地用力按压住伤口，以防止患者因失血过多而死亡。这项手术只能对男性患者做，而且患者的年龄要在40岁以下。男性在40岁左右，其前列腺（来源于拉丁语"pro-status"，意思是"位于前面"）会开始膨胀，挡住切口的位置。

1522年，马里亚努斯·桑科塔斯·巴利坦努斯描述了"大"手术，这是由他的导师——克雷莫纳的乔安尼斯·德罗马尼斯设计的一种新方法。这种方法不是将结石拉近器械，而是将器械作用于结石。这种"马里亚手术"需要用到大量的器械，因此称为"大"器械。患者往往光是看一眼这些金属工具就会晕过去或是改变主意。"大"手术也是在截石位下进行的，但并不需要托起阴囊。医生将一根弯杆通过阴茎插入膀胱，用手术刀在杆的方向上，沿着会阴的中心线在阴茎和阴囊之间做一个垂直切口，再用"颈甲"——表面有沟槽的器械——插入膀胱，通过它使用分离器、镊子和钩子将石头打碎并取出。"大"手术的优势在于，伤口变小了，降低了尿失禁的风险。

简·德·多特没办法拿到这些复杂的器械，因此别无选择，只能一切从简。他只有一把刀，通过一个大大的横向切口做了"小"手术。这位铁匠亲自打造了这把刀，还在手术开始之前找了个借口将他的妻子（她丝毫没有怀疑）打发到卖鱼市场——这一步并非多余。在1651年4月5日的这场手术里，唯一的旁人是他的学徒，帮他把碍事的阴囊拎起。杜普写道："小兄弟把阴囊托起来，以便他用左手固定结石（scroto suspenso a fratre uti calculo fermato a sua sinistra）"。然而，从这段含混不清的拉丁文中，我们很难确定是谁将左手食指伸进了多特的直肠里。也许多特试着自己完成了一切，他的助手只是震惊地旁观了这场"手术"。多特切了3次，但切口还是不够宽，所以他用两根食指（显然，其中一个来自他的左手）伸入切口并将其撕开。他很可能并没有遭受太多的痛苦和失血，因为他将切口选择在早年手术留下的疤痕组织上。在大力的按压下（这在杜普医生看来更多靠的是运气而不是判断），结石终于出现了，被嘎吱嘎吱地挤出来，最后掉在了地上。它重达113.4克（4盎司），比鸡蛋还大。这块结石以及多特的刀，被铭刻在杜普书里的版画中。图中清楚地显示出了结石上的纵向凹槽，很可能是被刀割到的。

伤口实在太大，最终不得不交给外科医生治疗，还溃烂了好几年。卡尔·范·萨伏依在这英勇行为的4年后，为多特绘制了一幅肖像，画中这位铁匠站在那里（而不是坐着！），脸上带着苦笑，手里拿着结石和刀子。

就在简·德·多特的绝望之举后不久，在会阴中心做切口的原始方法被取代了。不幸的是，新方法并非没有风险。多特从自己的膀胱取出结石的那一年，一名叫雅克·比尤利的男子在法国出生了。他以"雅克兄弟"之名，在欧洲各地巡游进行"大"手术，切口在中线旁几厘米处。18世纪初期，他因在阿姆斯特丹开展的手术而闻名。随着死亡率和并发症的减少，取石术的切口越变越小，结石可以被更精确地取出。1719年，约翰·道格拉斯做了第一例耻骨上切石术，即下腹部的"高位切石术"。由于希波克拉底的警告，这条手术入路始终是禁忌，他认为膀胱上方的伤口一定会致命，但事实证明他是错的。在19世纪，切石术几乎完全被经尿道碎石术（transurethral lithotripsy）所取代，这是一个复杂术语，代表经过（trans）尿道（urethra）打碎（-tripsy）结石（litho）。可伸缩的细长镊子和锉刀通过阴茎插入膀胱，将结石打成碎片。1879年，膀胱镜在维也纳诞生了。这是一个小型的可视探头，可以通过尿道直接插入膀胱，使得粉碎和取出结石更为容易。然而，预防依然是最好的治疗方法。与其对抗任何新式手术方法对人类的折磨，每天清洁内衣裤更为管用。到了今天，真正的切石术已经很少进行，而且从不在会阴做切口。此外，手术不再由外科医生进行，而是由泌尿科医生进行。

如果仍然有人好奇，在两腿之间做切石手术究竟是什么感觉，那么可以听听法国作曲家马兰·马雷在1725年经历过"大"手术之后谱写的音乐。这首E小调大提琴奏鸣曲名为《膀胱结石手术图》（*Tableau de l'opérationdela taille*）。曲长3分钟，从患者的角度描述了手术的14个阶段：看到器械，恐惧，支撑自己靠近手术台，爬上手术台，再爬下来，重新考虑是否手术，让自己被绑在手术台上，切开，伸入镊子，取出结石，几乎失声，血流如注，被放下手术台并带到床上。

简·德·多特在全国出了名。很多人宣称他疯了。术后1个月，1651年5月31日在阿姆斯特丹，他在公证人彼得·德巴里起草的一份契据中描述了自己的行为。其中写道："简·德·多特，居住于英施特格（Engelsche Steeg），30岁……"其中还写了一首诗："……由他亲手书写、押韵和作曲。"这位骄傲的铁匠在诗中暗示：尽管他的行为和姓氏都表明他早该死了，但他还活着：

是什么惊奇了整片土地？

是这双幸运的手。

虽是凡人所为，

却由上帝的旨意指引。

当生存看上去如此渺茫，

他再次赋予德·多特以生命。

不知他的妻子从市场回来后会怎么想？

2 窒息

世纪性的气管切开术：肯尼迪总统

一个星期五刚下午的时候，在达拉斯的帕克兰纪念医院，一名45岁的男子被送入急诊室，他头部有一个裂开的巨大弹伤，血和脑组织正从洞中滴落。其他患者很快被转移到别处。陪同伤者一起进来的众人，全都焦急万分，记者在外面乱转。男人的妻子在担架旁边，脸上溅满了鲜血。伤者被推进了创伤室，门随即关上。只剩他独自一人面对着医生和护士，而他的妻子在走廊里等待。

这位医生是28岁的查尔斯·卡里科，那是他当外科住院医师的第二年，当晚在急诊室值班。他一眼就认出了伤者，躺在他面前满身是血、头上破了一个大洞的男人，正是约翰·肯尼迪总统。他失去了意识，身体正在缓慢地抽动。卡里科看出总统呼吸困难，便掰开他的嘴将呼吸管插入气管。他将一个带有照明灯的钩形器具——喉镜，探向总统的口腔深处，将他的舌头拨到一边，尽可能地打开喉咙，直至看到覆盖气管入口的软骨瓣——会厌。他可以直视位于会厌后方的声带，接着又设法将这根塑料管子挤进两条声带之间。虽然总统还有其他需要注意的伤，但当务之急是为他通气。血液从总统脖子中间的一个小伤口中缓缓流出。门开了，走廊里骚乱不断，当晚值班的外科医生马尔科姆·佩里进入了房间。

正如全世界所知，肯尼迪没能活着从创伤室里出来。当晚，总统的遗体被匆匆地空运到华盛顿的贝塞斯达海军医院，在那里，军事病理学家詹姆斯·休姆斯对总统的遗体做了尸检。休姆斯意识到这是一场世纪性的尸检，他不可以犯错误，很多人注视着他的一举一动——那些身着深色西装身份成谜的男人。躺在他面前的不仅仅是一具尸体，也是还原事件真相的关键证据——这关乎国家利益。如果休姆斯发现，所有弹伤来自同一个方向，那么这场枪击可能是一人所为，是一个脑子混乱的疯子的单独行动。但如果子弹来自不同的方向，那么就意味着这肯定是一次多人联合的刺杀行动。

然而，从一开始，休姆斯就遇到了问题。X光片上没有显示出子弹，这意味着子弹一定全部穿过了身体，分别在入口和出口留下了伤口，然而他只发现了3处弹伤。其中头部后面的一个小洞和右侧一个较大的洞，明显在一条直线上。第三个小伤口位于背部右侧，正好在颈底部的下方。由于它太小，所以很可能是子弹的射入口。射入口总是小于射出口的，但高速子弹造成的射出口也可能很小。无论是哪种情况，问题在于相应的射出口或射入口在哪里。在尸体上没有找到任何蛛丝马迹。

肯尼迪的继任者是副总统林登·贝恩斯·约翰逊。在肯尼迪的遗体被从达拉斯运往华盛顿的同一天，在同一架总统专机上，他宣誓就职。肯尼迪去世一周后，约翰逊总统做出了上任后的首批决定，其一就是成立一个由首席大法官厄尔·沃伦担任主席的审判委员会，以调查枪击案。委员会还对参与抢救肯尼迪的医生提出质疑。委员会的最终报告对公众开放，在互联网上很容易找到医生的证词。以下内容可以从他们的记录中推断出来。

在被枪击的8分钟内，肯尼迪被送往帕克兰纪念医院的急诊室，护士玛格丽特·亨奇利夫和外科住院医师查尔斯·詹姆斯·卡里科参与了抢救，卡里科第一时间进行插管并将呼吸管连接到呼吸机上。就在那一刻，34岁的马尔科姆·奥利弗·佩里进入了房间。和卡里科一样，他注意到总统发生了窒息。他看着总统脖子前方中间的那个小伤口，血液从那里缓缓流出。他只有一瞬间来评估情况并做出决定。

总统已经失去意识，但他的胸部却在缓缓地起伏。然而，尽管已经插管，但他的呼吸依然不正常。也许是呼吸管插的位置不对，又或者出了其他问题，可能是气胸（肺组织塌陷）或血胸（血液充满胸膜腔）。总统脖子前面有一个小伤口。是气管的伤口吗？如果卡里科插入的呼吸管在气管中，为什么没有气泡从伤口逸出？如果管子插错了，插到了食管（食道）里该怎么办？这就需要立即采取行动。

佩里拿起手术刀进行了气管切开术，顾名思义，就是切开颈部气管，让空气进入肺部。之后就可以将特殊的气管套管插入气管。因为脖子上的小弹伤恰好在他需要做切口的地方——颈部中间，喉结以下，佩里决定就用这个洞进行气管切开术，用手术刀将它在水平方向上向两侧扩大。正因如此，休姆斯才找不到第四个弹孔。

在佩里到达之后，1号创伤室迅速挤满了其他医生。在他之后首先到达的是查尔斯·巴克斯特和罗伯特·麦克莱兰，他们当场协助他进行气管切开术。在他们将气管套管插入总统的气管时，接下来到场的两名医生，一名外科住院医生和一名泌尿科医生，分别在两侧放置了一根胸管。这是一根从肋骨之间插入胸壁进入胸腔的塑料管，在发生气胸或血胸时，能够排出肺组织周围的空气或血液。一名麻醉师管理呼吸机，通过心电图监测总统的心脏活动，并在总统的手臂开通静脉通路以输入血液和液体。血液是O型阴性，液体是乳酸盐林格溶液——一种水和矿物质的溶液。

神经外科医生威廉·坎普·克拉克检查了总统脑部的损伤。因为当时他正好站在那里，他还被要求从总统嘴里取出呼吸管，以便佩里可以用气管套管代替它。当他取下管子时，克拉克看到总统的喉咙里有鲜血。一根鼻胃管也经过食管插入他的胃中。尽管做了以上这些努力，总统的呼吸也没有改善。一名护士正用纱布用力按着总统头部的伤口，但还是有大量血液流失。医生们看到地板和担架上的血液和脑组织。试图开放气道后，他们发现总统的脉搏停止了。克拉克和佩里立即开始心脏按压，但这导致更多的血液从头部伤口流失。在参与了22分钟的救治之后，克拉克医生最终停止了心肺复苏术，并在当天的下午1点宣布总统死亡。

很快，特勤局人员强制带走了总统的尸体，并把尸体运送到位于华盛顿的军队医院。达拉斯的医生与军医之间没有交换信息，这导致了关于弹伤的争议，引发了许多固执而旷日持久的阴谋论。佩里以及在达拉斯的1号创伤室的其他１０名医生，没有时间把总统翻过来检查他的背部，因此从来没看到他背后脖子下面的伤口和头部后面的伤口。那天下午的惨剧发生后，佩里在临时新闻发布会上被记者包围得水泄不通。他将颈部的创口称为射入伤，导致媒体在总统被暗杀后的前几个小时和几天内，假定有来自前方的一次或多次射击。显然，这完全与逮捕李·哈维·奥斯瓦尔德的理由相悖。这名年轻人在袭击发生后不到一个半小时就被逮捕，并立即被确认为唯一的枪手，尽管他是从总统背后的位置开的枪。

紧急医疗援助中的ABC

在紧急医疗援助中，字母表为我们提供了实用的记忆辅助。ABC表达的是所需采取行动的顺序，以使患者的状态在生命危急的情况下稳定下来。A代表气道：气道必须是开放的，否则患者就会在几分钟内窒息死亡。通常需要往患者的口腔和声带之间分别插入呼吸管和气管，这种操作被称为插管。如果出于某些原因这种做法不起作用，必须立即通过颈部前方切开气管，这被称为气管切开术。千万不要犹豫，因为时间就是生命。"当你想到气管切开术时，就去做！"它的紧迫性和拯救性就在于此。B代表呼吸：你必须确保患者的肺能够获得足够的氧气并排出足够的二氧化碳。这可以通过给患者使用呼吸机来实现。血液和外部环境之间的气体交换不足存在导致大脑、心脏和所有其他重要器官无法获得足够的氧气而停止工作的风险，这种症状被称为缺血。在缺氧状态下，肌肉可以维持6个小时，但大脑只能维持4分钟。其次，如果血液中的二氧化碳无法排出，血液的pH值就会下降。酸性血液对器官的损害更大，并且不利于血液循环。这就是C所代表的含义：你必须稳定患者的血液循环，确保他们不会失血至死，并且控制心脏和血压。接下来还有D和E……

　　因此，关于总统死亡的通报与尸检报告不一致，给人一种有所掩饰的感觉。直到第二天早上，休姆斯才打电话给佩里，之后听说了气管上的弹孔。对于他而言，这个信息就是拼图中的最后一块：总统背后颈部下方的弹伤、胸腔内右肺顶部的挫伤，以及佩里所做的气管切口所在的弹孔，三者完全吻合，正如头部的伤口一样符合从背后射击的弹道特征。这意味着总统是从背后中了两枪。这是一场暗杀，而非政变。然而，比起在军队医院半夜进行的秘密尸检报告，许多人更愿意相信英勇的年轻外科医生下意识的说法，毕竟他在总统还活着的时候亲眼看到了伤口。

　　关于肯尼迪枪弹伤的解释可以在亚伯拉罕·扎普鲁德拍摄的业余电影中找到，多亏了他的秘书，他清清楚楚地记录下了车队行进的过程，也因此拍下了总统被袭的那一幕。扎普鲁德为了获得更好的视野站在了墙上，因为他患有眩晕，秘书在他拍摄时一直抓着他的腿。直到15年后才发布的录像显示了如今尽人皆知的一幅画面：总统头部的碎片在空中飞过，他绝望的妻子杰奎琳爬过行驶中汽车的后盖。总统头部中弹前五秒所拍摄的图像就没那么广为人知了。很少有人注意到，肯尼迪脸部突然间扭曲并双手抓住自己的喉咙，所有人都在微笑并高兴地挥手时总统似乎在窒息。

　　这就是事情的真相。总统头部骇人的伤口是由第三枪引起的。第二枪击中肯尼迪的后背，并斜着从他的声带下穿过气管。这使他无法呼喊或尖叫，没有人注意到他喘不过气。子弹从他的颈部前方射出，击中了坐在他前面的得克萨斯州州长约翰·康纳利的胸部、右手腕和左大腿。这颗子弹因其诡异的轨迹而被称为"魔弹",又名"沃伦委员会399号展品"。然而,扎普鲁德影片所还原的事实表明,子弹的轨迹并没有它看上去的那么奇怪。在这之前的第一枪错了目标,打伤了观众詹姆斯·塔格的右颊。第一声枪响使得车内的康纳利转身拿起他的帽子,因此他和肯尼迪因第二枪所受的伤都在一条直线上。这条线甚至可以延伸到得州教科书仓库6楼打开的窗户。在窗口的是李·哈维·奥斯瓦尔德或是还有其他人,仍然是个未知数,因为奥斯瓦尔德否认这次行刺,并在两天后被杀身亡。

从医学角度来看,究竟发生了什么?这两处弹伤以3种不同的方式威胁了总统的生命。头部的一枪炸掉了右侧大脑的大部分。这部分究竟有多少,具体是哪部分,我们永远不得而知:约翰·肯尼迪的大脑丢失了。但无论大脑的伤口多么可怕,并不一定会致命。大脑右半部的损伤会导致瘫痪(偏瘫)、感觉减退(偏身感觉障碍)或对左侧身体的刺激缺少注意(偏侧空间忽略),或视野左侧视力下降(偏盲)。它还可能导致人格改变(额叶紊乱),无法执行简单的数学任务(失算症),失去对音乐的鉴赏(失乐症)和失去记忆(失忆症)。但说话和理解语言的能力主要位于大脑的左半部分,而更为重要的调节呼吸和意识的区域则远在脑干。因此,虽然脑外伤会使肯尼迪失去作为人的大部分功能,但他的身体很可能会继续存活。

头部大量失血也不一定致命。只要心脏能够维持血压,医生就可以通过输液和输血来缓解严重的失血。肯尼迪到达医院时一定还有足够的血压,因为他的脉搏仍然在跳动。尸检显示没有其他意料之外的内出血。当然,很难在事后讨论当时是否能够阻止脑部敞开的伤口出血。

更直接的威胁来自气管的伤口。从气管中枪到卡里科插入呼吸管之间的8分钟内,肯尼迪一直无法呼吸。长时间血氧饱和度不足被称为窒息,是表达难以呼吸的医学术语。它很快就会对大脑和脑干造成损伤,因为在人体所有器官中，它们在缺少氧气的情况下存活时间最短。最初，损伤是可逆的，伤者失去意识并晕倒。之后，损伤不可逆，伤者再也无法恢复意识，但仍然可以自主呼吸，这就是我们所说的昏迷。最后，损伤变得致命，维持生命的系统以及脑干中的意识、呼吸和血压的调节中枢，完全关闭。缺氧所导致的脑干呼吸中枢受损造成了总统在窒息时奇怪的动作。尸检显示肺组织没有塌陷，肺部周围也没有大量血液。因此，如果他们能更早地为总统插管或进行气管切开术，或许就可以挽救他的生命。如今，失去意识的患者在插管之前绝不会被移动，而是先由救护车上的人员将管子插好，因为每一秒都很重要。

因此，在一屋子医生都束手无策的情况下，美国第35任总统死于严重失血以及由于气管切开术进行得太晚而无法控制的窒息。诡异的是，美国的第一任总统乔治·华盛顿也死于类似的情况，不过在他的案例中，失血是由他的医生导致的，这位医生还拒绝行气管切开术放任他窒息死亡。

华盛顿的私人秘书——托比亚斯·李尔上校，作为目击者详细描述了华盛顿生命中最后的几个小时。1799年12月13日，星期五，华盛顿因喉咙痛而醒了过来。前一天，他在大雪里骑过马。他声音嘶哑，咳得很厉害，但在这寒冷的冬天，他仍然要前往种植园。当晚，他因高烧而醒来时几乎不能讲话，并开始感到呼吸困难和无法吞咽，变得越来越焦虑。他试着用醋漱口，却差点被呛到。星期六早上，他不顾妻子的强烈反对，命令督察员给他放血。但他并没有感觉好转，于是又叫来了3位医生——詹姆斯·克拉克、古斯塔沃·理查德·布朗和伊丽莎·库伦·迪克。他们给总统放了几次血，16个小时不到就放出了近2.5升血！最终，华盛顿虚弱得无法坐直身体，而坐直身体对呼吸非常重要。到了晚上，他的呼吸变得越来越费力。他的喉部一定是出现了感染，导致会厌肿胀，几乎阻塞了他的气管。这通常会使患者感觉自己随时都有可能窒息而亡，这是一种非常恐怖的体验。虽然已经失去了近一半的血，但华盛顿还保持着相对平静。3个人中最年轻的迪克医生想要进行气管切开术来挽救华盛顿的性命，但克拉克和布朗却认为这么做风险太大，拒绝实施手术。严重的失血和喉部感染造成的窒息使华盛顿筋疲力尽，最终在晚上10点钟去世，享年68岁。

在20世纪初期，气管切开术不再是缓解急性呼吸问题所必需的方法，它被插管——通过口腔将呼吸管插入气管——所取代。呼吸管是现代医学中最成功的急救设备之一，它是一种结构简单、质地柔韧的一次性塑料管，直径约1厘米，长30厘米。呼吸管的尾部有一个小气球，一旦管子穿过声带进入气管，气球就会被吹起来，在肺和呼吸机之间产生一个真空气囊，由呼吸管连接。这种方法不仅用于缓解呼吸问题，也用于处理全身麻醉手术期间患者的呼吸。在患者气管中使用呼吸管进行有效插管已成为每台大规模手术的基本操作。在插管不成功，患者面临窒息危险的罕见情况下，气管切开术总可以作为最后的手段。

1963年11月22日那个星期五发生的事件将贯穿马尔科姆·佩里的余生。这一切发生时，他成为一名外科医生仅仅两个月，并为此忙活了好几天。事发后他立即被叫到手术室，为康纳利州长进行手术。两天后，他又一次回到那里，试图控制李·哈维·奥斯瓦尔德的腹腔动脉出血。

3 伤口愈合

皇家包皮：亚伯拉罕和国王路易十六

一位老人听到了一个声音。他拿起一块石头，击打自己的阴茎以去除包皮。之后，他在儿子和奴隶们身上做了同样的事。一定是由于这种手术过于痛苦，不久之后法令颁布，包皮环切术最好不要对成年人，而应对出生第8天的男婴进行。

这位老人就是亚伯拉罕。《创世记》第17章讲述了这个故事。为什么他会对自己做出如此惊人的事情？这不仅可以从历史学、社会学、人类学和神学的角度来解释，也可以用外科学解释。当时，这位老人在过去的13年里没能成功生育过一个孩子。《创世记》中这一章清楚地记载，亚伯拉罕和他的妻子莎拉都已经上了年纪，但他们仍然希望有一个自己的孩子，只是没有这个运气。亚伯拉罕的包皮会不会与此有关呢？

有这样一种疾病，使得性交对于男性来说非常痛苦：包茎，即由包皮和龟头之间的慢性感染引起的包皮收缩。亚伯拉罕的人民生活在吾珥城和地中海之间的沙漠中。那里非常干燥，每迈出一步都尘土飞扬。当时人们穿的长袍下面是敞开的，里面什么都不穿，所以灰尘沾得到处都是。而且，他们不懂卫生。《创世记》中一再谈到人们用水洗澡，但其实仅限于脚。沙漠中水资源匮乏，牛群也需要水，每天都洗澡是不现实的。这就是为什么割礼的传统——现在也是如此——主要流行于居住在沙漠中的人们之间，不仅是像亚伯拉罕、犹太人和穆斯林这样的中亚人，还有在澳大利亚的土著居民和许多非洲人民。

包茎主要影响男性的勃起功能，龟头受到阻碍，包皮可能会被撕裂。性交时的运动加剧了这种症状，使得性行为越来越难令人满足。这是否至于让一个男人，一个急切地希望延续自己血统的男人，愿意用一块石头敲打他的包皮，去除这个合乎逻辑的病因呢？大多数外科手术不都是这样起源的吗？如果脓疱或脓肿带来的疼痛使你无法入睡，你会将它切开。如果发炎的牙齿持续抽动着你的神经，连绵不断的疼痛使你难以忍受，你会把它拔掉。如果膀胱结石让你心烦意乱，你会把它取出。如果你的包皮毁了你生育的愿望，你就会用石头敲掉它。无论如何，就在这次手术后不久，亚伯拉罕得偿所愿。

割礼之后发生的事情是《圣经》故事的主题，在《创世记》第34章的第24和25节达到了高潮。我们现在说的是3代之后的故事。雅各的儿子们承诺，如果所有希未男性都接受割礼，他们就不会报复名叫舍科姆的希未男人对其妹妹底拿的玷污。属于少数族裔的希未人非常高兴就这样了结事端，同意了此事。但他们犯了一个可怕的错误，就是让所有人同时受割礼。这一点并不明智，因为雅各的儿子们显然比希未人更了解正常的术后病程。每一次手术后——包括割礼——都会发生一样的事情，出现相同的症状。

在外科手术中，皮肤中的神经纤维直接受到刺激，这意味着手术一开始就非常疼痛。在把刀（或者石头）放下之后不久，最初的疼痛几乎完全消失了，机体开始了愈合过程。在第一阶段，通过炎症反应修复对组织造成的损害。这是由名为巨噬细胞（"大胃王"）的特殊细胞进行的，它可清除所有残骸。由于这种炎症反应，手术后约3小时，组织开始肿胀，再次引起疼痛，但比之前轻得多。伤口轻微肿起、发红、发热。在较好的卫生条件下，病情发展就到此为止，几天后炎症反应随着疼痛一起消失。被称为成纤维细胞（纤维制造者）的细胞被带到损伤区域并开始生成结缔组织，最终形成瘢痕。这被称为一期愈合（per primam），通常持续8～14天，具体时间取决于伤口的深度。

炎　症

炎症是我们的身体对异常存在的事物做出的反应。它是由各种细胞介导的复杂且多样的反应，其间释放出大量物质，这些物质或引起另一种反应，或成为其他细胞的信号。通过这个复杂的过程，炎症反应可以根据其成因表现为多种形式。踝关节扭伤、牙痛、湿疹、腹泻、艾滋病、吸烟者的咳嗽、疣、感染的伤口、移植肾的排斥反应、花粉症、甲状腺功能障碍、头皮屑、伤寒、哮喘、动脉阻塞和蚊虫叮咬，都是炎症反应不同的表现形式。炎症的局部症状可以归结为5种征象：红、肿、热、痛和功能障碍。两种细胞在炎症中至关重要：巨噬细胞（清除细胞受损所产生的碎片的大型细胞）和淋巴细胞（可以识别异物成分，并且产生抗体来对抗它们的小型细胞）。过敏是对失控的外来物质的一种炎症反应。入侵者（病毒、细菌或寄生虫）的攻击所引发的炎症被我们称为感染。如果炎症细胞将我们的身体组织误认为外来物质，就会导致自身免疫性疾病。比如，风湿病就是部分关节受到炎症反应的攻击而产生的。

然而，在卫生条件较差的情况下，如《创世记》书中所描述的那样，伤口中的细菌会在受损组织中繁殖，并吸引第二波炎症细胞。白细胞，也被称为白血球，试图破坏细菌。这导致脓液形成——一锅有害细菌、死亡的白细胞和坏死组织混合而成的"汤"。伤口变成深红色，肿胀并发热。在这种情况下，过了疼痛轻微尚可忍受的初始阶段，通常在手术后第二天，疼痛会到达新的巅峰。在《圣经》时代，事件发生的当天也被计算入日期，因此术后的第二天被描述为第三天（正如耶稣被描述为在第三天复活，而复活节实际上是受难日后的第二天）。

这就是为什么所有的希未人会在割礼后的第三天痛苦地卧床不起。凭借敏锐的外科洞察力，雅各的两个儿子西米恩和利维算到了这一点。他们带着刀剑潜入城市，冷血地屠杀了一群手无寸铁的患者。

如果患者在3天以后存活下来，手术伤口会发生什么变化？只要伤口是开放的，没有严重污染，组织没有严重受损，机体就有足够的能力抵御感染。脓液可以从伤口滴出，细菌被驱离健康组织，使得伤口愈合。直到19世纪中期，手术伤口总是保持开放，因为伤口感染是不可避免的。这被称为二期愈合（per secundam）。伤口逐渐被肉芽组织充满，皮肤从边缘开始生长直到伤口完全愈合。根据伤口的大小，二次愈合可能需要几周到几个月的时间。

无论如何，我们可以从这两个《圣经》故事中得出结论：割礼——至少对成年人来说和在不良的卫生条件下——不是一种毫无痛苦的体验。没有哪一个成年的罗马人或希腊人会考虑让自己接受割礼。在公元2世纪，罗马皇帝哈德良（在英国，有一堵墙是以他的名字命名的）颁布了一项法令禁止割礼。这导致了政治和外科学上的两种反应：一种是进步的，另一种是保守的。

在此之前，割礼只需切除可以拉过龟头的那部分包皮，这被称为马舒克（mashuk）方法。在一定程度上是为了回应哈德良的法令，西蒙·巴尔·科赫巴领导了犹太人对罗马侵略者的第三次反抗，并挑衅地传播皮瑞亚（periah）方法——完全暴露龟头。这需要通过切割龟头底部来切除包皮的其余部分（这是包皮环切术的起源，意思是"切开一圈"）。巴尔·科赫巴的许多支持者在起义期间自行重新割礼，完全割礼成了标准方法。

正如重新割礼是一种政治声明一样，没有狂热政治观点的人也可以采取相反的手术。任何受过割礼但又不想加入犹太人起义的人都可以修复包皮，继续做罗马帝国的好公民。这项被称为包皮修复术（epispasm）的手术，显然是以一定的方式进行的，罗马百科全书的作者塞尔苏斯在1世纪的《医学》（De Medicina）一书中就有描述。根据塞尔苏斯的记述，这种修复包皮的手术方法巧妙，并且没有那么痛苦。

你只需要一把刀和一根牙签就可以开展包皮修复术。首先在阴茎根部周围做一圈切口，然后皮肤就像鞘一样在轴上向前滑动，这样就可以将末端拉到龟头上，形成一个新的包皮。用牙签将皮肤固定，直到基底部周围的环形伤口完全愈合。这是一个巧妙的手术，因为患者的尿液没有与开放性伤口接触：这是在卫生条件有限的情况下利用二次愈合的一个绝妙例子。

在随后的黑暗时代，西方文明迷失了方向。古代的哲学家花时间思考的都是诸如"存在"的本质、国家和伦理的理想形式这样的宏大问题，而中世纪的大思想家关心的问题却是包皮。如果耶稣在升天日真的以肉体形态升入了天堂，那么他幼时被割下的包皮怎样了呢？它是否如同希腊学者利奥·奥拉提乌斯声称的那样，独自进入了天堂？

虽然梵蒂冈在这个问题上没有发表任何官方观点，但是旅游经营者们热衷于利用圣包皮仍然存在于地球某处这一可能性。声称拥有某个神圣的遗物是一个城镇或村庄收入来源的保障。旅游业是一个利润丰厚的行业，即便在当时也是如此，朝圣者是欧洲的第一批游客。科隆有"东方三博士"，君士坦丁堡有施洗者约翰的手，特里尔有圣袍，布鲁日有圣血，而神圣的十字架的碎片则散布在整个欧洲大陆上。在法国的小镇沙鲁宣称拥有耶稣的包皮之后，这"神圣遗物之母"又出现在欧洲的其他十几个地方，甚至安特卫普也有。最后遗存的圣包皮在1983年被人从意大利小村庄卡尔卡塔偷走了。

传说法国皇室经由查理曼大帝继承了拿撒勒的耶稣的血脉，因此也是亚伯拉罕的后裔。因此，基督的最后一位皇室后裔是路易十六。可以说，路易斯的包皮在法国大革命中起了决定性的作用，众所周知，他死于这场革命。路易斯还很可能患有包茎。

1770年5月16日，年轻的法国王子路易斯·奥古斯特与奥地利公主玛丽·安托瓦内特结婚。两人都还是孩子，他15岁，她14岁。新婚之夜，王子很早就入睡，并且第二天一早就开始狩猎。他的祖父国王路易十五、皇室贵族和法国所有公民都在担心，年轻的路易斯的爱情生活似乎无法起步。玛丽·安托瓦内特美丽而且心甘情愿，但她嫁给了法国王朝中唯一一个既不好色又不热血的路易斯。她的路易斯显然是一个无精打采、力不从心的男孩，看上去还没到青春期。有传言称，王子患有性功能障碍，无法进行性交，还有人猜测，可能需要一个简单的手术来解除障碍。路易斯结婚两个月后，他接受了杰曼·皮绍·德·拉马蒂尼尔医生的检查，没有发现任何需要手术的异常情况。

两年后，年轻的路易斯仍然没能履行他的婚姻义务，他的祖父便召见他，亲自检查他的私处。路易斯解释说，性交时的疼痛让他不敢进行下去。国王的观察证实了他所怀疑的阴茎异常，但没有进一步检查，而是为他的孙子推荐了约瑟夫·马里·弗朗索瓦·德·拉索医生。拉索在1773年检查了路易斯的身体并发表了一份官方声明，称路易斯的性器官发育得很好。他得出的结论是，王子的性无能是这对年轻夫妇的无知和尴尬引起的。然而，人们普遍认为，路易斯的包皮过紧，抑制了他的性欲。

1774年，老国王去世，性无能的王子成为路易十六国王，这使问题变得更加紧迫。年轻的皇室夫妇不存在的性生活成了公共事务，在宫廷和城市中被议论纷纷。法国的街头巷尾充斥着假定国王存在包茎的诗作、笑话和歌曲。1776年1月15日，路易十六终于在巴黎主宫医院咨询了一位外科医生雅克·路易·莫罗。玛丽·安托瓦内特后来写信告诉她的母亲，外科医生给出了与其他所有医生一样的建议：不需要手术，问题会自行解决。路易斯不得不继续尝试。

莫罗是对的，正如他的同事拉索也是这样建议的。我们现在知道，幼年时的包茎往往因自发的夜间勃起和性活动而自愈，只在最严重的情况下需要手术。不幸的是，没有资料显示这位18世纪医生的调查细节，但是国王亲自去医院咨询外科医生，而不是把医生叫到家里，这一事实表明他的问题比较严重，他的包皮可能至少有一点收缩。但路易斯似乎什么也没做。

1777年，玛丽·安托瓦内特的弟弟带着他的随从前来探望。显然他与他的姐夫进行了长谈，并让拉索重新回到工作岗位上。这次没有官方报告，但确实产生了结果。几周之后，同年的8月，路易斯和玛丽·安托瓦内特得到了满足。这一次，似乎奏效了。拉索医生受命正式确认：7年后，这场婚姻终于被事实上履行，皇室的床上活动持续了1个小时15分钟。玛丽·安托瓦内特写信告诉她的母亲，这给了她巨大的快乐。第二年，她怀孕了，1778年12月19日，她生下了他们的女儿玛丽·特蕾莎。

将这个故事与亚伯拉罕的故事进行比较很是有趣，没有官方证据证明路易斯进行过割礼或任何其他手术，但是，拉索医生是治疗包茎方面的外科专家，这或许并非巧合。他甚至开发了自己的术式，但直到很久以后的1786年，他才对此进行了描述。这种术式干预最小，只在包皮上做出一些浅的划痕，而不是完全切开它，让它可以更容易地从龟头上拉下来。通过这种方式，包皮完全保持完整而不会变形。拉索是否有可能在路易斯身上进行了这项小手术呢？

因为玛丽·安托瓦内特的突然怀孕没有明确的外科解释，法国人民很可能认为她犯了通奸罪。后来，这对皇室夫妇也很少同床睡觉，玛丽·安托瓦内特也被目睹与其他男人在一起。不久，法国大革命爆发，路易斯和他的妻子被俘。1793年发生在他们身上的事成为历史。他们总共有4个孩子，其中只有最年长的玛丽·特蕾莎在革命中幸存下来。

据世界卫生组织估计，2006年，大约有6.65亿男人和男孩曾接受包皮环切术。虽然单个包皮仅重几克，但这意味着每年会切掉数百吨的包皮。据估计，世界上目前人口的30%已接受过包皮环切术。毫无疑问，包皮环切术不仅是现在，而且是有史以来最为广泛执行的手术。

　　历史上，包皮可能被认为是不卫生的。在阿拉伯语中，割礼的字面意思是"清洁"。然而在现代，去除包皮从医学角度来看没有任何明确的益处。而且，虽然在如今的手术条件下，并发症已经很罕见，但仍然有可能出现严重的出血和感染，甚至危及生命。从外科角度来看，对儿童进行这种多余的操作是不可取的，因为这些儿童无法自行决定是否要永久去除自己的包皮。

　　对于像亚伯拉罕和路易十六这样真正患有包茎的男人和男孩，实际上也没有必要行完全包皮环切术。对儿童来说，包茎常常能够自愈，或者可用药膏治疗。如果无效，可以采用比包皮环切术侵入性更小的手术。对于成年人来说，也有各种方法可以保持包皮的功能完整，就像拉索设计的手术一样。

休克

女士和无政府主义者：茜茜皇后

　　医学术语中，"休克"意味着血液循环系统的衰竭。恒定的血液流动对我们身体中的每个器官都至关重要，这需要足够的血压来保证。如果我们的血压降得太低，器官得不到足够的氧气，就会发生休克，产生灾难性的后果。

　　当血液供应不足时，每种器官可耐受的时间是不同的。大脑和肾脏将首先衰竭，于是我们的意识减弱，尿液停止产生，随后衰竭的是肠道、肺、肝脏和心脏。因此，持续过久的休克状态会导致多器官功能衰竭（MOF）。要了解休克的机制，首先要知道，我们体内的动脉壁包含小肌肉，能使血管扩张或收缩。这在医学上称为血管扩张和血管收缩，是我们身体调节血压的一种方式。心脏也可以通过加快和减慢跳动，以及加强心肌收缩来调节血压。

　　循环系统包括三个基本组成部分：心脏、血液和血管。循环系统衰竭可能由这三个部分中的任何一个引起，导致不同类型的休克。首先，心源性休克（由心脏原因引起的休克）可由心脏病发作、心脏瓣膜病或心脏外伤引起。其次，低血容量性休克（血容量过少），是因外周系统的血容量不足引起的，如脱水或失血。在这两种情况下，血管都会收缩来升高血压。此种反射由血管中的神经和肾上腺释放肾上腺素触发。与之相反，第三种休克（感染性休克）中，有毒物质使血管麻痹，血管壁受损，因而血管过度扩张。这导致血压下降，血压调节系统失调，液体渗漏到周围组织。能够引起感染性休克的有毒物质主要来自细菌或死亡的组织，如烧伤、坏疽、败血症。

手术可能引起以上3种休克：由于心脏负荷过重导致的心源性休克、由于失血引起的低血容量性休克，或由于组织损伤和感染引起的感染性休克。有时手术可以治疗休克，例如，阻止大量失血，从感染部位引流脓液，或切除死亡及受损的组织。在本章中，我们将讲述一位杰出女性的休克案例，很不幸，结局是悲惨的。

1898年9月10日，一位名叫路易吉·卢切尼的意大利无政府主义者袭击了奥地利皇后伊丽莎白，她更为人熟知的称号是"茜茜皇后"。他将一个小小的三角形锉刀刺入她的胸部。但是当这位60岁的皇后再次站起来，整理好自己的帽子，平静地继续前行时，他一定目瞪口呆。直到后来两名警察逮捕他时，他才知道自己已经行刺成功。

卢切尼在证词中声称，他的主要目标是杀死一个皇室成员，无论是谁。几天前，"狗仔队"在日内瓦湖畔的博里瓦奇酒店发现了他的受害者，而卢切尼在报纸上读到了那篇文章。从很多方面来看，茜茜皇后都可以说是她那个时代的戴安娜王妃。与戴安娜王妃一样，她的死亡也是由"狗仔队"间接造成的。而且，她还是一位公主，嫁给了一个重要国家的英俊王子，就像童话故事一样。1854年，16岁的她与23岁的皇帝弗朗兹·约瑟夫结婚后，便成了强大的哈布斯堡王朝的皇后和女王，领地从俄罗斯延伸到米兰，从波兰延伸到土耳其。20世纪50年代，随着《茜茜公主》这部电影的发行，美丽的奥地利皇后伊丽莎白的人气再次飙升，片中她的扮演者是美丽的罗密·施耐德。然而，真正的茜茜公主的生活远不如电影里所描绘的那般富有童话色彩。她患有饮食障碍，我们现在称之为神经性厌食症。在年轻时，她体重只有46千克。此外，她总是穿着紧身胸衣来保护她的蜂腰，她的腰围不到50厘米——相当于直径只有16厘米！那天，当她离开在日内瓦下榻的酒店，准备乘汽船前往蒙特勒时，她正穿着一套紧身胸衣。

她的侍女，当时陪同她的女伯爵厄玛·斯塔瑞后来说，当她们沿着海滨散步时，皇后殿下突然被一名男子撞倒在地。但她很快站起来，说她没事，命令继续前行以免错过登船。一登上船，她就变得脸色苍白，昏了过去，但马上又醒了过来，并问发生了什么。当时船已经驶到了开阔水域，船长被命令掉头。为了减轻女主人的痛苦，侍女解开了伊丽莎白的紧身胸衣，这时皇后再次昏倒了。此时，女伯爵才在垂死的皇后的内衣上发现了一摊银币大小的血迹。船靠了岸，船员们用两把桨做成的临时担架，将可能已经死亡的伊丽莎白抬回了酒店。在酒店，一位医生切开她手臂上的动脉，但没有血液流出来，这证实了皇后的死亡，当时是下午2点10分。

尸检发现皇后的左侧第四肋骨附近有8.5厘米深的刺伤，穿透了肺部并横贯整个心脏，引起内出血。为什么心脏受了如此重伤的人还要坐船去蒙特勒？

我们的身体拥有许多调节和储备系统，以便对严重问题做出紧急反应。60岁的伊丽莎白，在被刺破心脏的情况下还能存活这么久，这首先是她身体健康的一个信号。茜茜皇后是一个健康的女人，她没有超重，在山上长大，从不吸烟，一生之中都在骑马。这种健康状况解释了为什么在受到袭击时，她体内的所有器官和系统都能很好地发挥作用。

事件发生时，伊丽莎白当然受到了惊吓，而且她害怕错过这条船。这种激动状态刺激了她的交感神经系统，立即使她的身体警觉起来。她的心跳加快，肌肉血流量增加，肾上腺（adrenal glands）被激活，释放肾上腺素进入血液。"adrenal"得名于这两个小腺体的位置：每个肾脏（拉丁语"ren"）的顶部（拉丁语"ad"）。高浓度的肾上腺素流经她的血液，加强了交感神经系统的作用，这给了她足够的能量赶上登船。

茜茜皇后直到上船后才晕倒。这是由休克引起的，也就是血压突然下降。第一个受低血压影响的器官就是需氧量最大的器官——大脑。这就是为什么意识减弱——晕倒——往往是休克的第一个征象。血压下降可能是由心脏血液流失造成的——换句话说，出血导致了低血容量性休克——但这不太可能。毕竟，心脏破裂的内出血非常严重，伊丽莎白不可能还能行走上百米。因此，血液的流失一定受到了某些因素的限制，休克是由其他原因引起的。

茜茜皇后实际上发生了心脏压塞。"压塞"一词来自法语tamponner，意思是"夯实"或"堵塞"。心脏压塞发生时，从心脏伤口流出的血液积聚于心包，即围绕心脏的坚硬囊性结构。由于路易吉的锉刀相当薄，心包上的洞太小，血液不容易流出。因此，最初血液的流失是受限的，但随着血液在心脏周围聚集，心脏的空间越来越小，而且面临的压力越来越大。这种情况下，少量的血液流失也可能对心脏功能产生严重影响。

因此，休克最初是由心脏活动受限引起的，而不是失血。活动受限使心脏无法正常搏动，因此茜茜皇后第一次出现的是心源性休克。由于心脏功能降低，血压下降，低血压被身体的各个部位所感知。颈部两侧动脉都有感受器，将低血压的信息传递到脑干，在那里，交感神经系统被激活，使整个身体的血管收缩以增加血压。肾脏也感受到低血压，并暂时保持体内的液体储备。如果你有机会问伊丽莎白，她肯定会说自己非常口渴。

侍女的报告说，茜茜皇后的脸色变得非常苍白。正常皮肤的粉红色是由血液流动引起的。如果皮肤由粉红色变得苍白，可能是由于严重的血液流失导致的贫血。但是血管的收缩也会减少皮肤中的血液流动，因此她晕倒时的苍白与心源性休克的解释一致。血管收缩也可以让人因为惊吓而变得苍白，当时侍女的脸色看起来可能和她的皇后一样苍白。

心脏压塞以两种方式降低心脏的功能。心脏是一块空心肌肉，扩张时使其内部充满血液，然后再收缩以泵出血液。在心脏压塞的情况下，心肌仍然可以将血液泵出，但由于心包的压力而不能充分地再次充盈。因此在下一次搏动时，泵出的血液就会减少。另外，心肌的力量在很大程度上取决于心脏的充盈程度。因此心脏压塞不仅使心脏搏动频率降低，还减弱了搏动强度。

伊丽莎白在船上晕倒。但很快，她又在侍女的怀抱中醒来。这是因为，晕倒之后，她平躺在地上，这使得从腿部及腹部回流到心脏的血液增加，因为血液不再需要对抗重力向上流动。结果，茜茜皇后的心脏充盈量增加，从而泵出更多血液，最重要的是搏动的力量加强了。几分钟过去了，可以假设，在此期间，大量的血液通过心包中的小孔流入了胸腔，后来的尸检也证实了这一点。那么茜茜皇后怎么可能还活着并和她的侍女交谈呢？

这个医疗谜题的答案可能是她的紧身胸衣。因为她的腹部和骨盆被紧身胸衣压缩，所以上半身的血液比正常情况更多。当侍女松开紧身胸衣时，这些血液储备得以再一次流过伊丽莎白的整个身体，使心脏周围留下相对较少的血液。

因此，在紧身胸衣被打开之后，心脏不再能够充分充盈，她的身体已经没有可供使用的紧急计划。血管已经尽可能地收缩，心跳已达到最大速度，从伊丽莎白的年龄推断，大约是每分钟160次。她也可能遭到最后一场灾难的打击。由于休克，她的心脏本身可能已经氧气不足，心肌的电路会首先发现这个问题。通常，电路确保心跳的规律和协调，以便心脏能发挥最佳作用，但缺氧会导致电路发生致命的错误。伊丽莎白的心脏会开始纤颤，混乱地收缩却达不到任何效果，最终导致她的死亡。

如果伊丽莎白能够被送到医院而不是待在船上，也很难说他们是否能抓住机会手术。全球著名的外科医生，掌握着维也纳学术话语权的西奥多·比尔罗特教授，于1894年去世，但他的言论仍被视为外科学的"金标准"。他对心脏手术的看法一直非常坚定，尽管没有任何证据支持他的观点，但教授的学术权威仍在引领心脏外科学："任何一个试图进行心脏手术的外科医生将得不到同事们的尊重。"比尔罗特去世后仅仅2年，外科医生路德维希·雷恩就首次尝试对心脏上的刺伤进行缝合。虽然这位被剑刺穿心脏的患者在术后活了下来，但是距离外科医生开始实践心脏外科手术还有很长的路要走。

专 业 化

如果你告诉别人你是一名外科医生，他们通常会问："哪种外科医生？"许多人似乎并不知道，外科医生本身就是一种职业，因此你可以成为一名普通外科医生。医学专业可以分为内科学（"不开刀"的职业）——包括内科、儿科、神经病学、精神病学和病理学，以及外科学（"开刀"的职业）。数个世纪以来，外科医生们把自己的工作范围扩展到外科的各个领域，但到了20世纪，许多专业走出了自己的道路。妇科医生对女性生殖器官进行手术，泌尿科医生对肾脏、泌尿道和男性生殖器官进行手术。美容外科、重建外科、显微外科和手外科的手术都由整形外科医生进行。神经外科医生对大脑、脊柱和神经进行手术。骨科医生专注于肌肉骨骼系统，而耳鼻喉科医生的工作范围也是显而易见的。其余的可以按照主题横向分类，也可以按照器官系统垂直分类。横向分类，有创伤学（事故后手术）、肿瘤外科（癌症手术）和小儿外科（儿童手术）。垂直分类，有心外科（心脏）、胸外科（肺）、血管外科（血管）、胃肠或腹部外科（腹部器官）。普通外科仍然包括以下5项内容：创伤学、肿瘤外科、胸外科、胃肠或腹部外科以及血管外科。小儿外科和心外科是分开的专业。在有的国家，乳腺癌不是普通外科而是妇科医生的治疗领域，创伤则由骨科医生治疗。在普通外科领域也有许多"亚专科"，包括头颈外科、移植外科和减肥外科等。

今天，由于外科学新分支的突飞猛进，伊丽莎白将有更大的机会从心脏刺伤中幸存下来。她遭到袭击的地方——勃朗峰码头，到如今的日内瓦大学医院仅有2.5千米，救护车可在10分钟内到达现场。然而，想要取得良好的结果，码头或栈桥上的旁观者必须立即对她进行治疗。侍女必须在茜茜皇后的紧身胸衣被打开而晕倒后立刻开始心肺复苏。胸骨有节奏的上下运动将使整个胸部变成一个大的泵，这将使伊丽莎白的血压保持在一个安全水平。心肺复苏是非常累人的，侍女苍白的脸很快就会变成猩红色，其他人需要接替她，直至救护车到达。之后，救护人员需要立即将呼吸管插入气管，将针插入静脉，把液体直接输入血管——这是治疗休克最有效的方法。如果心脏发生纤颤，他们会使用除颤器进行电击使心跳恢复正常。他们还会通过静脉注射给予肾上腺素，通过呼吸管给予氧气，做好将皇后运送到医院的准备。与此同时，医院里会组建一个手术团队，手术室中准备好心肺机。等她上了手术台，她的胸骨将被垂直锯开以便在开放的胸腔中连接心肺机的输入和输出管，机器将掌管她心脏的泵动功能和肺的呼吸功能。外科医生会将冰水倒入她的胸腔，使她的心脏停止跳动并冷却，然后开始手术。但当时是1898年，这所有的一切在遥远的未来才能实现。

茜茜皇后是"行动宣传"的受害者，这是一种与无政府主义有关的奇异哲学。在这方面，她不是唯一一个受害者：1881—1913年有一系列公众人物——包括俄罗斯沙皇亚历山大二世、意大利国王翁贝托一世、法国总统萨迪卡诺、希腊国王乔治一世和美国总统威廉·麦金莱，均被无政府主义者暗杀。路易吉·卢切尼被判无期徒刑后于1910年在牢房中自杀。他的头被保留下来用于科学研究。直到2000年，人们认为这个无赖的头没有什么科学价值，它才被埋葬在维也纳中央公墓，贝多芬和比尔罗特也在那里安息。按照已故皇族和皇家哈布斯堡的习惯，茜茜皇后的尸体埋葬在维也纳的卡普钦地穴。然而，不同于她姻亲家族的已故成员，她的肠子没有被单独埋在圣斯蒂芬大教堂的地穴里，她穿了孔的心脏没有被放在奥古斯丁教堂的银色高脚杯中。我们可以在霍夫堡宫殿群的茜茜博物馆见到路易吉的锉刀，那件衣服——带有锉刀造成的孔——在布达佩斯的国家博物馆展出，但不包括紧身胸衣。

5 肥胖

教皇：从彼得到方济各

纵观罗马天主教有史以来305位教皇及对立教皇的长名单，我们可以得到一个显著的医学结论：他们被授予圣职后的5年生存率仅有54%，其中1/5的人甚至没能活过第一年。因此，被选为教皇的预后情况相当严峻。不过有些人在担任此高职时已是高龄，所以他们没能做得长久倒也不奇怪。克莱门特十二世是年纪最大的，他在1730年当选，当时已经79岁。但他也只当了10年教皇，没能活到90岁。1975年，教皇保罗六世规定红衣主教可以当选为教皇的最高年龄为80岁。本笃十六世在2005年当选时，比这个年龄上限只小2岁。

在过去，教皇常见的死因是流行于罗马周围沼泽地区的疟疾。疟疾主要发生在那些非意大利本地的人身上，他们不习惯当地的气候和肆虐其中的蚊子。教皇的死亡常常秘而不宣——不仅仅是在遥远的过去。1978年，57岁的教皇约翰·保罗一世在他当选仅33天后去世，其细节至今仍然笼罩在神秘之中。一天早上他被发现死在床上，当时他作为一位教皇还相当年轻。由于没有进行过验尸，各种指控在意大利和梵蒂冈的金融业界来回传播。只有9位教皇在位时间比他更短：西辛尼乌斯死于708年，在位20天；戴多禄二世死于897年，在位3个星期；利奥五世死于903年，在位整整1个月；塞莱斯汀四世死于1241年，仅在位17天；庇护三世死于1503年，在位26天；马塞勒斯二世死于1555年，在位22天；乌尔班七世死于1590年，在位12天；利奥十一世死于1605年，在位27天。动荡的9世纪，教皇博尼费斯六世在上任仅仅15天后死亡，死因据称是"痛风发作"，但他可能是被他的继任者斯蒂芬六世所毒害，这位恶毒的教皇于896年挖出了博尼费斯的尸体，对其进行审判。最后要提到的是，在752年，斯蒂芬二世甚至没能赶上授任，在当选后3天就去世了。唯一当选过教皇的英国人阿德里安四世，在上任5年内去世，于1159年被葡萄酒中的苍蝇呛死。与他同名的来自乌得勒支的阿德里安六世——罗马天主教历史上唯一的荷兰教皇——在罗马活了12个月，死于1523年。

从外科学的角度来看，一些教皇的病史值得一提。1404年，博尼费斯九世在发病两天后死亡，死因据称是可能位于胆囊的结石；亚历山大八世于1691年被腿部坏疽夺去了生命；拿破仑·波拿巴时期不幸成为教皇的庇护七世，在卧室摔倒导致髋部骨折，45天后死亡；20世纪末，保罗六世在梵蒂冈的公寓里，秘密进行了经尿道前列腺手术，专门为这次手术购买的设备后来被捐赠给发展中国家的传教医院；2009年，本笃十六世在度假时摔断了手腕，但可以用简单的石膏固定治疗，他后来又进行了两次小手术，植入心脏起搏器来纠正心律失常；豪尔赫·贝尔格里奥，即现任教皇方济各，在21岁时切除了右肺上叶治疗支气管扩张，也就是肺炎引起的肺组织中气道扩张。

还有一位教皇本人也是外科医生。教皇约翰二十一世在他的祖国葡萄牙担任医学教授，之后于1276年当选为教皇。在那之后，他也一直作为外科医生而活跃。在任职期间，他继续在意大利学习哲学和医学。他写了一本关于医学和外科学的书，这是一部标准的中世纪作品，却戏剧性地命名为《穷人的宝箱》（*Thesaurus Pauperum*）。它是一种历书，旨在使普通民众获得医疗保健方面的知识，这样他们也可以从中受益（当然，前提是他们能读懂）。数个世纪以来，医生们急切地保护自己的知识，担心患者不再为他们的服务付钱。也许是怕留下把柄，因为这些知识实际上并没什么了不起，教皇的这本书主要是广泛收集家庭疗法和迷信的无稽之谈。书中写了针对各种症状的治疗方法、外科手术和制备药物的配方。他甚至描述了几种避孕方法和堕胎的方法。任何声称避孕和堕胎都与梵蒂冈主流观点不相容的人，都应该看看教皇约翰二十一世的这本书。

　　但不是所有在旧书中找到的东西都能完全相信。作为一名真正的中世纪教授，他必然熟悉炼金术，也一定摆弄过蒸馏器和占星盘。在13世纪，这尤其引发人们怀疑。大家认为约翰表里不一，谣言盛传这个奇怪的（外国）教授实际上是一个魔法师。人们说他将受到上帝不可挽回的惩罚，1277年的春天，他工作室的天花板突然掉落砸在了他的头上。据说，当他倒在那里，被埋在碎石和成堆的沉重手稿下时，他只是喃喃自语："我的书！谁来完成我的书呢？"人们一致认为，这是他玩弄黑魔法所应得的惩罚，6天之后，他最终重伤不治。

手术与肥胖

　　减肥手术是与肥胖有关的胃肠手术分支。"bariatric"这个词来自希腊语"baros"（体重）和"iater"（医生）。它是一种功能性手术，有两种手术方式。第一种是减少胃的容积，使患者进食减少。这可以通过胃旁路手术、胃束带术或袖状胃切除术来实现。第二种是肠旁路手术，减少肠道的功能，从而消化更少食物。两种方法还可以结合。自1969年以来开展的胃旁路手术是减少胃容积最有效的手术。我们现在知道，这些手术可治疗的不仅是肥胖症。它们还用于治疗Ⅱ型糖尿病、阻塞型睡眠呼吸暂停低通气综合征（OSAS）、高血压和高胆固醇血症。肥胖是所有手术的风险因素，患者体重越重，可能发生的并发症越多。由此可以预想，相对于其他手术，减肥手术的并发症发生率更高。然而，自从引入腹腔镜（微创）手术以来，它变得相当安全。减肥手术并不奢侈——肥胖对患者的健康构成严重威胁，而迄今为止，减肥手术是唯一治疗肥胖的方法，能够使患者对持续减肥抱有较高的期望。

数个世纪以来，教皇们的共同特点是贪食。据称，1285年教皇马丁四世在博尔塞纳湖上因暴食用牛奶喂养的鳗鱼而死亡。教皇英诺森八世也很胖，常常一整天都在睡觉。除此之外，他也不是一个可爱的人。他发起了恐怖的捕杀女巫行动，导致数千名无辜的妇女被活活烧死。他最终变得十分肥胖，以至于再也无法移动，不得不由年轻女性母乳喂养。可以想象，提出这个建议的医生很容易在教廷中保留自己的职位。出于一些不可理解的原因，为了延长这位教皇的生命，人们决定为他进行输血。3个健康年轻的罗马男孩为了1达克特金币献出了血液，但最终无济于事。教皇和他的3个献血者都死了，传说那几枚硬币是从年轻人紧攥的拳头中抠出来的。

当年的输血是不是如今天我们所知道的那样，已无法得知。也许他们只是让教皇喝血，男孩们失血致死，然后患者也不治身亡。但即使是静脉对静脉输血，也很容易解释这4个人的死亡。毕竟，直到400多年后的1900年，卡尔·兰德施泰纳才发现血型。英诺森是罕见的AB型阳性血的概率很小，这种血型能在血型不合时起到保护作用，而3个年轻人都是O型阴性血的概率更小，这种情况下无论教皇是什么血型，都能成功使用他们的血液。

从宗教角度来看，肥胖、白天入睡以及不合宜的情绪是七宗罪中的3种——贪食（gula）、懒惰（acedia）和愤怒（ira）的组合。但从医学角度看来，它们可以兼容于一体，即阻塞型睡眠呼吸暂停低通气综合征（OSAS）。这是一种主要由肥胖引起的昏睡病，表现为夜间呼吸在短时间内反复停止（呼吸暂停），通常伴随着打鼾。由于这种夜间休息的中断，患者无法进入深度睡眠必需的快速眼动睡眠（REM）阶段，使得他们在白天昏昏欲睡、脾气暴躁、无精打采。患者还经常感到饥饿，更加剧了他们的肥胖和睡眠问题。查尔斯·狄更斯在1837年的小说《匹克威克外传》中描写了一个具有上述症状的角色。因此，OSAS有时也被称为匹克威克综合征。

如今，OSAS可以通过腹腔镜胃旁路术进行有效治疗，这是一种缩胃手术，可以打破嗜睡、肥胖和失眠的恶性循环。对于英诺森八世来说，这项手术可能起很大的作用，因为一个健康、满足和成功的世界领导者正是医生在那些黑暗时代所要求的。如果英诺森八世确实患有OSAS，他的死必须被视为真正的医疗失败。阻塞型睡眠呼吸暂停低通气综合征可导致长期缺氧，刺激红细胞的产生，这导致血液中红细胞水平过高，而不是贫血，这意味着绝对不应该给患者输血。无论真正的原因是什么，1492年英诺森的死亡都标志着黑暗的中世纪的终结。

与英诺森八世形成鲜明对比的是他的孙子乔凡尼·迪·比奇·德·美第奇，佛罗伦萨的贵族，代表了教皇历史上最为辉煌的时刻。乔凡尼，即教皇利奥十世，据说在37岁当选时曾说："既然上帝赐予我们罗马教皇，那么让我们享受它。"在任的7年间，他成功地赚了500万达克特（相当于现在的数亿欧元）。他通过向穷困的罪犯兜售赎罪券以及拍卖牧师职位积累财富，并将其用于狂欢、派对、艺术和奢华的生活方式上。

尤利乌斯三世是最无耻的贪吃教皇之一。具有讽刺意味的是，在他生命的最后几个月里，他出现了吞咽问题。最终他根本无法进食，终于在1555年饿死了。这些症状与胃癌或食管癌非常相似，食道与胃相连部位的恶性肿瘤具有典型症状，预后严峻。主要问题是吞咽困难，即使在肿瘤生长得不大时，也会导致吞咽固体食物困难，特别是肉类等难以咀嚼的食物。患者会逐渐"害怕吃肉"（horror carnis）。食物卡在食道中，导致患者口臭（foetor ex ore），吞咽变得越来越困难，并且在几个月之内发展为只能摄取液体食物。快速生长的恶性肿瘤所需的能量增加，急剧消耗体内储备的蛋白质和脂肪。当需要更多营养时，患者却再也无法进食，逐渐消瘦，并发展成恶病质——严重的营养不良——最终导致死亡。

400年后，安吉洛·朗卡利成为善良和广受喜爱的教皇约翰二十三世，他在20世纪60年代通过召开第二次梵蒂冈大公会议，引导天主教会与时俱进。他也严重超重。大选之后，当他该在圣彼得大教堂的阳台露面时，他却找不到穿得下的衣服，因此，他不得不穿着背部开口的长袍。广场上欢呼的人群没有注意到任何异常。这位教皇也死于胃癌。

除非到了后期，胃的肿瘤通常不会引起吞咽问题，因为食道不会受到影响。但是"害怕吃肉"，通常是胃癌的首要症状之一。在胃中，肿瘤受到胃液的侵袭，这会导致溃疡，在上腹部产生疼痛。肿瘤上的溃疡可能会出血，慢性出血引起贫血或急性出血，导致呕血和黑便——肠道中的血使粪便变为黑色。

与食管癌患者一样，随着肿瘤变大，胃癌患者将越来越难以进食。未被消化的食物被吐出，最终导致致命的恶病质。教皇约翰二十三世没有撑到这个阶段。为了调查贫血症状，他接受了胃部X光检查，后被确诊为胃癌，这一诊断被保密了尽可能长的时间。超过2 000位来自世界各地的主教参加了大公会议，约翰是众人关注的焦点，却也不断被疼痛和胃部疾患所困扰。他经历了多次胃出血并数次住院治疗。1963年，位于肿瘤上的溃疡蚀穿了他的胃壁，他死于胃穿孔，享年81岁。

如果胃部穿孔，胃内容物和胃酸将进入腹腔，患者会感到上腹部突发的剧烈疼痛，如同被刺伤。随后发生的腹膜炎可以危及生命，只能通过紧急手术治疗，必须修复胃部的穿孔或切除一部分胃，并用水彻底冲洗腹腔。不过，老教皇最后没有进行这项手术，无论从医学上或道德上看，这都是一个明智的决定。既然已经没有恢复的希望，那么何必让他因恶病质而惨死呢？教皇约翰二十三世在胃穿孔引起腹膜炎后存活了9天。他的尸体被安放在圣彼得大教堂的祭坛上，在玻璃棺材中进行了防腐处理。

　　教皇约翰二十三世被他的继任者教皇约翰·保罗二世封为圣徒。从外科学的角度讲，这位广受欢迎的波兰教皇是所有305名教皇中最有趣的，因为他经历了最多的手术。

造口

6

奇迹子弹：卡罗尔·沃伊蒂瓦

他是一位文化巨星，与他的意大利前辈们截然不同：他年轻，热衷运动，充满激情，聪明而进取。1981年5月13日，当他从腹部枪击中幸存下来时，他的声望达到了前所未有的高度。这是他第二次被枪击，在童年时期，一个朋友不小心走了火，子弹与他擦肩而过。但这一次，他受了重伤。意大利的外科医生们救了他，他们不仅挽救了他的生命，而且努力使手术精益求精。

当天下午5点左右，卡罗尔·沃伊蒂瓦，即教皇约翰·保罗二世站在一辆白色吉普车里面，穿过响起2万人欢呼声的圣彼得广场。人群中有两个带着枪和炸弹的土耳其人——穆罕穆德·阿里·阿加和奥勒尔·切里克。下午5点19分，23岁的阿加用他的9毫米口径勃朗宁手枪开了两枪。他击中了一名60岁美国人安·奥德尔的胸部，一名来自牙买加的21岁女子罗斯·希尔的左上臂，以及6米外60岁的教皇卡罗尔·约瑟夫·沃伊蒂瓦的腹部。这名土耳其人被人称"莱迪亚姐妹"的修女所制伏。切里克什么也没做。教皇专车穿过尖叫的人群疾驰出广场。受重伤的教皇被救护车送到5 000米外的吉米恩医院，这是城里最近的大学医院。抵达后，他没有被送去急诊室，而是被带到了10楼的教皇套房。

当值外科医生乔瓦尼·萨尔加雷洛在教皇的肚脐左侧发现了一个小的枪伤，右侧上臂和左手食指处还有其他伤口。这名患者在短时间内仍然有意识，不过已经有人在进行临终祈祷。当教皇失去意识，进入休克状态后，他

就被转移到了手术室。下午6点04分，在被枪击45分钟后，全身麻醉开始
了。麻醉师通过口腔插入呼吸管（插管）时，意外地折断了教皇的一颗牙
齿。萨尔加雷洛对其腹部进行了消毒，并用无菌布覆盖了周围区域。他拿
起手术刀，正准备开始手术时，他的老板弗朗西斯科·克鲁西蒂冲进了手术
室。克鲁西蒂在他的私人诊所一听到这个消息，就马上开车往医院飞驰，以
便能够赶到手术室亲自进行手术。

　　根据外科医生提供给意大利媒体的简单信息，再加上一点想象，我们可
以推测手术是怎样进行的。克鲁西蒂和萨尔加雷洛沿着教皇腹部的中心线从
上到下做了一个长切口。当腹膜，也就是覆盖在腹腔内侧的膜，被打开时，
血液突然涌出。教皇的血压已经远远低于正常的13.3/9.3千帕（100/70毫
米汞柱）。医生用手舀出最大的血块，用吸引器吸出血液，并用纱布对出血
伤口施加压力。据后来估计，教皇失血量为3升，但在手术过程中，他至少
输入了10个单位的A型阴性血，这意味着他的失血量远大于3升。腹腔中不
仅有血液，还有粪便。医生用手在整个肠道摸索，在小肠和肠系膜（将小肠
连接到腹部后侧的结构）上发现了5个小孔。然后他们将夹子夹在容易找到
的所有出血伤口上，但腹腔还是不停充血，出血似乎来自下方。他们将手术
台倾斜，使教皇头朝下躺着。医生们用4只手，尽可能地向上推动肠管，这
样他们就可以看到腹腔的底部，这里可以找到通向下肢的大血管。由于出
血，医生们看不清楚它们是否受损，但在更深处，克鲁西蒂在"圣骨"（或
称骶骨，脊柱底部的三角形骨）上摸到一个像手指一样粗的洞。他用手按住
它，最严重的出血似乎停止了。

　　克鲁西蒂用无菌蜡填在这个洞里以便检查周围的区域。进出左腿的大血
管紧挨着洞，但没有受损，这是一个好兆头，手术台周围的每个人都松了一
口气。出血似乎得到了控制。

　　这是一个与手术台前的麻醉团队商量的好时机，他们也一直很忙。失去

的血液不断被补液和输血补充，教皇的血压和心脏活动被密切监测。一切都似乎或多或少得到了控制，患者暂时脱离了危险。

那么接下来会发生什么呢？通常，外科医生会再次检查腹腔，制订计划，开始工作。首先，他们将依次从出血的伤口上取下夹子，用可吸收的缝合线将它们缝合。手术助理对所有夹子进行计数，以确保不会遗留任何东西。其次，医生从腹腔依次取出纱布，检查出血是否已经停止。与此同时，一名护士对纱布进行计数和称重。

医生们检查了教皇腹壁的内部，弹孔位于左侧。他们首先检查了上腹部的器官——肝脏、横结肠、胃和脾脏——它们全部完好；其次他们检查了肾脏——也没有受伤；最后再检查整个肠道，包括几米长的小肠和大肠。在腹腔左下部，他们发现了乙状结肠（大肠的最后部分，以希腊字母sigma命名，因为它呈"S"形）上有一条长长的裂口。现在他们就可以完全重建创伤了。

到目前为止，他们发现的所有洞都符合一条简单的轨迹——从腹壁的左前方，穿过小肠和大肠的一部分，到后面的骶骨。子弹下一步去了哪里？有没有人在患者的背部看到一个弹孔？"该死，没有人检查过教皇的背部吗？"手术室里肯定有人这样喊叫，可现在为教皇翻身为时已晚。他们决定在手术结束时拍一张X光片，看看是否还有一颗子弹留在教皇的骶骨或臀部。

然后他们从骨盆中取出纱布，它们是干燥的。虽然骶骨上的洞紧挨着左髂动脉和静脉（进出左腿的大血管），但它们完好无损。左输尿管（从肾脏到膀胱输送尿液的管道）也完好无损，这真是幸运。现在，可以计划修复手术了。小肠上的洞不是大问题，医生决定切除两段肠管，从而建立两个新的吻合口。回肠末端，即小肠最后一部分上的小孔，很容易修复，但大肠上的裂口就很复杂了。

为什么会有这种区别？小肠的内容物是液态的，由被消化的食物与来自胃、肝脏（胆）和胰腺的消化液混合而成，这些成分都能抑制细菌的生长。因此，小肠中的粪便相对容易处理，不会过度污染。小肠还具有良好的血液供应和被致密的结缔组织包裹的肌肉壁。相比之下，大肠中充满了细菌和固体粪便，薄薄的肠壁中血管也少。因此，大肠吻合口漏的可能性远大于小肠，而且后果更严重。

在正常情况下，大肠吻合口漏的风险已经相当高——约5%（1/20）。如果腹部发生感染（腹膜炎），这种风险还会更高。由于肠内容物已经泄漏到腹腔长达45分钟，术后沃伊蒂瓦很可能会发生这种情况。这种高危手术的解决方案是做一个造口——腹壁上的开口，通过造口，肠内容物可以不经过肠道上的伤口而转移到体外。这就可以防止任何吻合口漏的发生。

外科学史上出现了使用造口的必要性。19世纪之前没有人敢切开腹部，但如果有人已经被其他人——例如用刀子或剑——切开了，那么外科医生就有机会尝试一下。即便患者死了，也没有人会责怪你。中世纪后期最著名的外科医生之一，德奥弗拉斯特·博姆巴斯茨·冯·霍恩海姆——他的化名帕拉塞尔苏斯更为出名——是第一个记录在伤口前的肠道上制作造口的人，这是给患者生存希望的唯一途径。造口的拉丁术语是"anus praeternaturalis"，字面意思是"超越自然的肛门"。造口各式各样：它们可以是暂时的（可逆）或永久的（不可逆），可以放在小肠（回肠造口）或大肠（结肠造口）上，可以有一个开口（末端造口）或两个（双筒造口）。

在约翰·保罗二世这个病例中，最安全的解决方案是法国人亨利·哈特曼在1921年设计的手术，现在称为哈特曼手术。病变的大肠末端部分（乙状结肠）被移除后，两个断端没有进行吻合，下面的断端直接关闭，上面的断端用于制作造口。这使得手术更为安全，因为它不涉及肠管的吻合，也就不可能发生吻合口漏。如果患者的腹腔发生感染（腹膜炎），可以先等感染痊愈，在第二次手术时再将肠管吻合。这意味着医生可以等到患者和他的腹腔处于最佳状态时再进行手术。因此，大肠吻合成功愈合的概率比在发炎的腹腔里时更高。这就是哈特曼手术最大的优点——通过将手术推迟到更有利的时刻，来减少大肠吻合口漏的风险。

不过，意大利外科医生还做了其他安排。他们没有切除受损的部位，而是缝合了大肠的裂口，并在裂口上游半米左右的大肠上做了一个造口。与哈特曼手术相比，这个选择的优点是，第二次移除造口的手术更为简单。然而，它也存在缺点，他们得冒着将大肠缝合线留在有菌的腹腔内的风险。

当克鲁西蒂的老板——吉安卡洛·卡斯蒂利昂冲入手术室时，手术已进行了几个小时。他在米兰听到这个消息后立刻登上飞往罗马的飞机，赶到吉米恩医院接手。卡斯蒂利昂、克鲁西蒂和萨尔加雷洛冲洗了教皇的腹腔，并插入了5根引流管——从腹部引流出液体的硅胶管或橡胶管。之后，他们关闭了腹腔，拍了X光片，结果显示没有子弹。后来，他们在教皇的臀部发现了一个出口伤，而子弹在教皇专车中被发现了。

当他们又处理好食指和上臂的伤口后，已经过去了5小时25分钟。当然，向新闻界发表讲话的并不是当时真正的英雄——萨尔加雷洛和克鲁西蒂，而是他们的老板卡斯蒂利昂。这个人有一种高度发达的戏剧感，言语中暗示教皇的幸存是一个奇迹，他说："你在一本解剖书里，找不到一个能让子弹穿过而不碰到重要器官的缝隙。"这当然是胡说八道。教皇的解剖结构完全正常，一共被打了6个洞的两根肠子，还有让他失血3升的大骨头，肯定都算是重要器官。卡斯蒂利昂想表达的是，如果子弹略微移向一侧，就会击中教皇的大血管。如果是这样，从枪击到手术之间45分钟的延误就着实太长了。教皇本人后来有意巩固这个神话。根据他自己的说法，子弹穿过他的下腹部时被"母亲的手"所引导，暗示圣母马利亚对此直接干预。

手术5天后，教皇在吉米恩医院的重症监护室庆祝了他的61岁生日，然后于6月3日回到家中。但由于输血时感染了巨细胞病毒（CMV），而且手术留下的伤口也感染了，他于6月20日重新入院治疗。在进行有粪便进入腹腔的紧急手术之后，伤口感染并不罕见，这经常导致腹壁不能正常愈合，因此，疤痕会在很久以后破裂形成切口疝，需要再次进行手术，教皇也面临着这种境遇。不过他的腹膜炎迅速痊愈，而且他想尽快摆脱造口。8月5日，也就是枪击发生后不到10周，克鲁西蒂进行了一次短短45分钟的手术，将大肠的两端吻合在一起。9天后，教皇再次回到了家里。

教皇专车配有防弹舱。阿加——后来声称自己是耶稣基督——在意大利的一所监狱度过了19年，教皇曾几次造访他。之后，阿加又在土耳其的监狱里度过了10年。他于2010年获释。由瑞士内衣制造商Hanro制造，约翰·保罗二世在枪击发生时所穿的血迹斑斑的白色T恤，被保存在罗马仁爱修女会的小教堂里。教皇为了向萨尔加雷洛及其同事们致敬，授予他们圣格雷戈里大勋章，这是梵蒂冈所能授予的最高荣誉。

手术团队

在手术过程中，现代手术室严格分为无菌区（清洁且完全无菌）和非无菌区（清洁但不完全无菌）。将患者要进行手术的部位用消毒剂清洁，其余部分用无菌纸单覆盖。手术室里的每个人都穿戴着干净的洗手服、帽子和口罩。手术由外科医生和一位助手完成，洗手护士作为手术助理向他们提供协助，负责器械和其他用到的材料。这3个人都是"无菌的"——他们穿戴着已经消毒过，并完全没有细菌的手术衣和手套。他们必须保持无菌状态，不接触无菌区外的任何东西。所有器械和其他材料，如用于缝合的线，也已经过消毒，只有这3个人才能触碰。第二个手术助理——被称为巡回护士或手术技师——不穿无菌服，用确保无菌的方式将材料提供给手术团队。巡回护士的一项重要工作是计算手术过程中使用的纱布。在手术台头端的是麻醉师——负责麻醉管理的医生，以及1位助手。因此，每个患者需要6名医师，其中的3个人穿着无菌服（过去，外科医生也不能单独进行手术——他们需要4个助手来抓住患者的手臂和腿）。

1年后，约翰·保罗二世再次遭到袭击。一位心理失常的西班牙神父用刺刀轻伤了他。这位名叫胡安·玛利亚·费尔南德斯·克罗恩的神父在监狱度过了3年后，在比利时当了一名律师。

1984年起，卡罗尔·沃伊蒂瓦被发现定期在阿布鲁佐山区匿名滑雪。但从1991年起，他的健康状况开始恶化。他患上了帕金森病，还于1992年被诊断出患有大肠癌前息肉。肿瘤是在乙状结肠中发现的，恰好是阿加的子弹穿过大肠的部分。这两件事大概没什么关联，但如果医生在1981年进行了哈特曼手术，切除了大肠有裂口的部分，那么肿瘤就不可能在那里长出来。最终，这位老人的乙状结肠完全被切除了，当然，术后也恢复得很好。手术是由11年前同一位外科医生——弗朗西斯科·克鲁西蒂进行的。在手术过程中，教皇的胆囊也被摘除以缓解胆结石的问题。

1993年，卡罗尔·沃伊蒂瓦从楼梯上摔下来，肩膀脱臼。1994年，他在浴室里滑倒，摔断了髋部，通过手术置换了人工髋关节。1995年，菲律宾的基地组织计划对教皇进行第三次袭击，但被及时挫败了。1996年，他因疑似阑尾炎而接受手术。

教皇约翰·保罗二世年事已高，但仍保持了他的幽默感。在他的髋关节手术后不久，他从凳子上艰难地起身，因为疼痛僵硬得像一块木板，他顽皮而巧妙地引用了伽利略的话，嘟囔着："Eppure, si muove! "——它确实在动！

媒体图文并茂地报道了年迈教皇的病情。2005年，由于咳嗽带来的呼吸困难，已经痴呆的老人接受了气管切开术，颈部插了呼吸管。一个月后，他死于泌尿道感染。毫无疑问，他经历了比历史上任何教皇都多的手术。他在2014年被封为圣徒。

他将射穿他腹部的子弹——据说被圣母马利亚的手引导而躲过他的大血管——捐赠给葡萄牙的圣母法蒂玛，以感谢这种偶然的干预。我们在雕像所戴的皇冠上可以看到它，如达摩克利斯之剑一样悬在她的头顶。

骨折

德摩斯医生和希腊式方法：大流士国王

有史以来最激动人心的书籍之一——写于2 400多年前的《历史》中，希罗多德讲述了一个已流传1个多世纪的故事。一位大约33岁的男人在狩猎时从马上摔下来，导致脚踝错位，他的脚就畸形地挂在腿下面。

书中关于事故原因的介绍很少，但写了很多随后发生的事情。一位医生将他的脚拉回原位，在医学术语中，这被称为复位。然而，这实在太疼了，男人要求另一位医生提供新的方案。后者的建议直接且简单——休息。显然，脚踝完全恢复了，因为在那之后他一场接着一场地打仗，直到最后在希腊马拉松附近的战斗中被击败。他就是波斯国王大流士，建造了世界上第一条柏油公路的人，也是波斯波利斯的创造者，他称自己为"国王之王"。

那个给他带来如此多痛苦的医生，是一位为国王服务的埃及医生。在当时，埃及人被认为是最好的医生。事实上，他的治疗并没有错，尽管大流士对此并不满意。如果不将扭曲的脚踝拉直，他就犯下了大错。移位的脚必须尽快与小腿重新对齐，否则，足部会因为供血过少而开始坏死。但是拉扯大流士脱臼的脚踝可需要勇气。毕竟，波斯的医生必须遵守1 000年前巴比伦国王汉谟拉比的法律，它们被称为《汉谟拉比法典》，后来被保存在一根超过两米高的黑色玄武岩石柱上，现在可以在巴黎的卢浮宫看到。

该法典基于贸易规则，外科医生须与其客户达成协议：如果治疗成功，则可收取费用；如果没有成功，医生什么都得不到；如果治疗出了问题，医生们也会像其他人一样被找来算账——以眼还眼，以牙还牙。《汉谟拉比法典》第197条规定，如果一个人打断了另一个人的骨头，他也应该被打断骨头——除非被打断骨头的是奴隶。根据第199条，支付奴隶价值的一半就够了；或根据第198条，如果是自由奴隶，则支付1明那。第218条规定，如果患者死在外科医生手上，外科医生自己的双手就会被切断。为奴隶治病可能没那么赚钱，但安全得多。根据第219条，如果奴隶在治疗期间死亡，你可以用同等价值的奴隶代替他，同时保全自己的双手。

关于国王的医患关系，该法典并无阐述。但第202条规定，攻击级别及地位高于自己的人，应被当众用牛尾鞭子鞭打60次。当然，大流士国王凌驾于法律之上。他被脚上的疼痛所激怒，于是下令把他所有的埃及医生都钉死在十字架上。

嘱咐大流士休息的第二位医生正是克罗顿的德摩斯，他闻名于整个希腊，但当时是大流士的阶下囚。德摩斯一直是萨摩斯统治者波利克拉特斯的私人医生，但是和波利克拉特斯的随从们一起被捕。直到大流士迫切地需要另一位医生时，他才被注意到。

根据希罗多德的说法，德摩斯用希腊式方法治疗了大流士的脚踝，意思是"温柔的手"。在这位历史学家看来，好像德摩斯对自己所做的一切都很有把握，而所有其他（非希腊）的医生都摸不着头脑。他的方法一定取得了巨大的成功，因为大流士完全恢复了，还送给他礼物，并任命他为波斯宫廷的奴隶。然而，德摩斯很可能只是检查了一下，并得出结论：脚已经归位（多亏了他的埃及同事）并且还没有坏死。他所要做的就是宽慰国王，让他休息——也就是说，要有耐心——让身体的自愈能力发挥其魔力。有时好的护理就是这么简单。

当然，这个故事很可能是假的。希罗多德完全有理由夸大希腊人和他们的治疗技巧。他本人就是希腊人，在他写这篇希腊奴隶拯救波斯国王的故事时，雅典刚刚在第二次波斯战争中被波斯人摧毁。大流士发动了第一次波斯战争，但在490年的马拉松战役中被击败。他的儿子薛西斯随后发动了第二次对抗希腊的战役，这是有史以来最伟大的军事行动，但这一次希腊人也没有屈服。尽管希罗多德尽最大努力对波斯人保持客观，但关于大流士脚踝的故事只能解释为两次波斯战争之后对希腊人的宣传。凭借今天的外科知识，很难相信这样一位重要历史人物的脚踝脱臼没有在记录中留下任何痕迹。我们治愈踝关节而不发生持续性功能障碍或慢性疼痛，需要很高的精确度，这在那个年代是完全不可能实现的。

踝关节当中包含了距骨——足部最上方的骨头，它如同榫舌与小腿踝部的榫眼接合。踝部的榫眼是一个长方形的骨性凹穴，内侧和上侧由胫骨构成，外侧则由腓骨构成。两者贴合得十分紧密，如果脚踝受到创伤，只有在构成榫眼的骨头断裂时才会出现错位。如果断裂的骨头没能回到完全相同的位置——精确到毫米——距骨不再贴合于榫眼，就会造成磨损，进而导致退行性关节病变。这个问题在脚踝处尤为严重，因为踝关节在每一步都承受着身体的全部重量，跑步和跳跃时力量更大。因此，踝关节的严重骨折经常导致慢性功能障碍、疼痛和残疾。在大流士国王身上，这些似乎都没有发生过。

创伤学、外科和骨科

创伤学——治疗由事故引起的损伤和伤口——是一种典型的外科活动，它在战争中显得尤为重要。一位优秀的军队外科医生很受国王器重，因为士兵经过治疗可以再次投入战斗。在和平时期，创伤学的发展是由犯罪、交通事故和工作事故来推动的。固定骨折和护理开放性伤口是外科医生的工作，他们"使之愈合"——使人再次完整。在很长一段时间里，和平年代的创伤学工作是由理发师完成的。他们刚好有一把完美的治疗椅、一个洗手盆和干净的刀片。手术成功后，理发师会把溅了血的白色绷带挂在店外的棍子上，作为他的职业标志。这就是你今天仍然可以看到的，挂在理发店外红白相间柱子的起源。"骨科"（Orthopaedics）这个词最初与外科学毫无关系，也不涉及用刀。这个词来自希腊语"orthos"（直）和"paidion"（孩子），意思是用支架和夹板来矫正儿童的骨骼畸形。如今的骨科医生治疗骨骼和关节的各种疾病，不仅限于儿童，也要使用手术刀。随着关节置换手术的出现，骨科已成为一门完全成熟的外科学。

1851年，荷兰军队外科医生安东尼乌斯·马蒂森发明了石膏模型；1895年，伦琴发现了X射线。1958年，瑞士AO基金会开发了一种全新的手术技术，在这之后，骨折的精确复位才成为可能，踝关节才有可能完全修复。今天，骨折的治疗几乎总是涉及手术，要用到X射线，以及将碎片用金属板和螺钉固定。这种方法被称为骨缝术，字面意思是"将骨头连接在一起"。将所有小块骨头准确地拼装到一起，再用螺钉固定，通常是一项非常烦琐的工作。在脚踝部手术里，从第一个切口到最后一次缝合，可能要用上整整1个小时。

如果大流士没有骨折，他的脚是否有可能在没有踝关节骨折的情况下移位？这样的话，他就只是发生了脱臼，通常被称为脱位。单纯的踝关节脱位极为罕见，这需要十分强壮的骨骼才能做到。然而，我们可以认为大流士并没有强壮的骨骼，这个结论可以从希罗多德本人进行的科学实验中得出——虽然他自己没有意识到这一点。

这位历史学家曾去过埃及旅游，参观过沙漠中的战场。大流士的前一任国王——疯狂的冈比西斯领导下的波斯人，和法老萨穆提克领导的埃及人在这里发生了第一场战斗。波斯人赢了，但双方均损失惨重。按照惯例，在战斗之后（或者更确切地说，是屠杀），尸体被分堆码放。希罗多德站立着，注视着一堆堆的骷髅，突然做出了破坏行为——向它们扔石头。他观察到，只用一块小石头就能在波斯人的头骨上打个洞，而即使用一块相当大的岩石也不容易打破埃及人的头骨。希罗多德将这种差异归因于太阳：埃及人赤裸的头一生都被太阳照射，而波斯人总是戴着帽子或撑着遮阳伞（太阳的照射确实能使骨头更为强壮，但不是希罗多德所想的原因，这种强壮来自阳光下合成的维生素D）。

如果我们可以检查大流士的骨骼，就可以测量他的骨强度。我们甚至可以找到踝关节骨折的痕迹——如果他有的话。正如皮肤上的伤口总会留下疤痕，骨骼的伤口——或者说骨折——在多年后仍会留下痕迹，至少在成年人身上如此。这是因为，骨头像皮肤一样也是活组织。

骨头由细胞组成，细胞由小血管供血，这些血管穿插于厚厚的钙化层，这就是骨折时会流血的原因。然而，钙会妨碍愈合的过程。破骨细胞（字面意思是"骨的破坏者"）可以解决这个问题，这种特殊细胞通过在骨折处两侧"吃掉"几毫米的骨组织来清除伤口周围的区域。在破骨细胞完成工作之后，轮到成骨细胞（骨的构建者）产生结缔组织以填补间隙。这个过程中，由于占用的空间会大于间隙，所以在骨折部位会形成肿块。这种肿块被称为骨痂，含有年轻的骨细胞，可使钙沉积，让新鲜的骨痂变得更强壮。骨痂需要大约2个月的时间才能完全连接骨折。然后幼骨逐渐成熟，直至最终结构与其他部位的骨骼没有差异。但是骨痂仍然会像疤痕一样留存下来。

很遗憾，我们不能对大流士进行验尸，看看他的脚踝是否有骨痂。波斯人确实采用了埃及人制作木乃伊的方法，大流士的坟墓也从现位于伊朗境内的岩石中被凿了出来，但他的木乃伊早已不在其中。在那天的狩猎中，他的脚究竟发生了什么，将永远是一个谜。

从德摩斯的命运中，希罗多德想告诉我们什么？他向我们证明了，不仅要有一双"温柔的手"，还要成为一个温柔的人，德摩斯与他的埃及同事表现出极大的团结，他说服大流士饶了他们的生命。他苦于乡愁，现在国王对他如此满意，他害怕将永远没有机会回到希腊。但是当阿托萨女王发生乳房脓肿，德摩斯成功地将其切开后，他请求国王允许他返回希腊。大流士让他参与了一部分间谍任务，为即将入侵希腊做准备，他被要求担任一群侦察员的指导和翻译。然而，德摩斯利用这个机会逃脱了。回到出生地克罗顿后，他娶了摔跤手米隆的女儿。他结束了从埃伊纳开始的辉煌职业生涯，当时他为国家服务，每年领取60明那（1塔兰特）。后来在雅典，他的工资是100明那。一年后他又作为波利克拉特斯的私人医生，工资是120明那——如果你用面包的价格作为基准进行比较的话，这笔薪水大致与现代的外科医生的薪水相当。由于他职业生涯中的不幸变故，他又为大流士大帝工作。虽然他是那个时代最著名的医生，但在历史书中，他的光芒将完全被另一位希腊医生所掩盖，他也谈到了温柔的手和同事之间的团结，这位医生就是希波克拉底。

当然，《汉谟拉比法典》未能抵挡时间的蹂躏。汉谟拉比警告说，任何修改他法律的人都会遭受来自女神宁卡拉克的"无药可救的高烧和重伤"，并被最高神贝尔的无情诅咒打倒。尽管有这种警告，但"提供结果的义务"（不治愈就不付酬劳）已不复存在。在现代医疗法则中，患者不再是购买产品的客户。这已经转变为"尽最大努力的义务"（注意义务）。外科医生不再致力于取得成果，而是尽力去实现这一目标。这可以保护外科医生，因为有时这种成果是不可能达到的。在造成伤害的情况下，有罪责任的判定也会从结果转移到意图：尽力避免伤害患者的外科医生不应该因不良后果而被追责。

现代法律已经界定了用刀伤害他人的人和用手术刀治疗他人的外科医生之间的区别。能力和权限的概念决定了是否有罪。合格的外科医生是经过授权的，但只要他从事本职，他就必须通过积累经验、参加进修课程和追求良好结果来确保他的能力保持在最佳状态。

8 静脉曲张

露西和现代手术：阿法南方古猿

经过数十亿年的进化，我们身体的各个组成部分在宏观、细胞和分子水平上已经彼此密切相关。要理解它们，你需要了解一些自然科学知识，包括生物学、生物化学和遗传学。这些知识非常复杂，以至于人们容易忽视这样一个事实，即许多组成部分的工作其实非常简单。静脉中的静脉瓣可以防止血液反向流动，这就是一个很好的例子。它们的工作原理解释起来可能有点难度，但是只要我们对重力和压力有些了解，就很容易明白。

在我们两条腿的内侧，各有一条位于皮肤下方的长静脉，从踝部走行至腹股沟，这就是大隐静脉（the great saphenous vein），简称GSV（其中一个词源为"saphon"，拉丁语中"电线"之意）。GSV与一些较小的静脉在腹股沟中形成一个短而弯曲的静脉段，类似于牧羊人的手杖，称为隐静脉弓。在隐静脉弓中，有一个小的瓣膜。这没什么不同寻常的，因为在这一水平以下的所有静脉都有瓣膜，以阻止血液在重力作用下向下反流。然而，奇怪的是，从腹股沟到心脏，隐静脉弓以上的静脉中一个瓣膜都没有。在白天，成年人隐静脉弓中这个小瓣膜必须抵抗50厘米液柱的压力。这比我们血管中任何其他瓣膜承受的压力都要大5倍。这个小瓣膜并不十分强壮，也不是生来就被设计为要承受如此高的压力。因此，隐静脉弓中的小瓣膜有时会发生故障，当它不能够再阻止血液回流时，血液开始"泄漏"，由此产生了静脉曲张。

静脉曲张是指皮下浅静脉异常扩张，血液向上流动太慢，或根本不流动，甚至向下反流。它不仅影响美观，还会引起周围皮肤的疼痛、瘙痒和湿疹等问题。静脉曲张通常从一个瓣膜的关闭不全开始，大部分是隐静脉弓中的瓣膜，因为它承受的压力最大。如果该瓣膜失去功能，压力将下移至下一个瓣膜，在腿部大约向下10厘米的位置。这个瓣膜又要多承受10厘米液柱的压力。如果这个瓣膜也失效了，那么再下一个瓣膜就会受到更大的压力。像这样，压力逐渐上升，GSV将像一个细长的气球一样逐渐胀大。最终，所有的瓣膜都会关闭不全，正常情况下直径不超过半厘米的GSV会扩大形成静脉曲张，在某些地方可以长到如同一串葡萄的大小。

因此，静脉曲张的原因是隐静脉弓中的某个小瓣膜不能承担相应的职责，出于某种神秘的原因，它上方的大静脉中没有瓣膜。这里显然有一个问题：为什么？答案非常简单。

为了找到答案，我们必须追溯到320万年前的25岁阿法南方古猿露西。露西以及与她同物种的其他成员，是我们最先用双腿走路的祖先之一。直立行走的露西，构成了现代外科手术根基的一半。1974年，古人类学家唐纳德·约翰松和汤姆·格雷在埃塞俄比亚发现了她的部分骨架。在他们挖掘时，收音机上正播放甲壳虫乐队的歌曲——《露西在缀满钻石的天空》（*Lucy in the Sky with Diamonds*），所以他们以这首歌的名字为她命名。目前，我们可以在亚的斯亚贝巴的国家博物馆中看到露西，而她的复制品可以在世界各地的博物馆中找到。

让我们假设露西的母亲仍然用4条腿走路，那意味着腹股沟和心脏之间的大静脉中的液柱是水平的。由于水平液柱不产生压力，所以露西的祖先没有罹患静脉曲张。瓣膜在隐静脉弓"以上"的大静脉中没有存在的意义，原因很简单，它们实际上并不在隐静脉弓上面。

因此，静脉曲张与现代人类一样古老。最早关于静脉曲张的报道来自埃及，已有3 500多年的历史。最早的插图可以追溯到雅典的黄金时代，而希波克拉底是第一个用绷带治疗静脉曲张的人。罗马的塞尔苏斯描述了通过做切口，用钝钩将曲张的静脉拉出来的手术。根据普鲁塔克的说法，尤利乌斯·恺撒的叔叔盖伊斯·马里乌斯领事从这次手术受到的痛苦比疾病本身还要严重，并拒绝为他的第二条腿进行手术。普林尼告诉我们，这位硬汉政治家是唯一一个在手术中保持站立，拒绝被绑在手术台上的人。这确实不容易，但也有点愚蠢，因为垂直的液柱压力更高，在手术时开放的曲张静脉中喷出的血液比躺下时更多。

直到中世纪之后，才有了对静脉中的瓣膜的描述，即便如此，这并不意味着它们被理解了。安布鲁瓦兹·巴累是第一位想到在大腿高处用结扎线绑住GSV的外科医生。现在我们知道这样做不会造成任何损害，因为有很多静脉可以代偿GSV的工作——但巴累知道吗？

1890年，德国外科医生弗里德里希·特伦德伦堡更详细地描述了高处结扎。他第一个表现出对静脉曲张病因的理解：由静脉瓣膜关闭不全和液体压力增加引起。这标志着有效治疗的开始。患者呈仰卧位，手术台倾斜至头低脚高状，这种手术体位以他的名字命名。在特伦德伦堡卧位，液体压力反转，腿部压力降低，心脏压力增高。心脏压力增加有利于休克患者，腿部低压则有利于静脉曲张手术。

在19世纪末，澳大利亚外科医生杰里·摩尔完善了巴累和特伦德伦堡的方法。他明白不应该在尽可能高处将GSV结扎，而应该直接将隐静脉弓结扎。这成为现代的标准方法，被称为大隐静脉高位结扎术（crossectomy），"crosse"在法语中意为牧羊人的手杖。这种做法不仅可以治疗现有可见的静脉曲张，还可以防止复发。

循　环

心脏由两部分组成。右半部分在轻微的压力下将血液从身体各处泵送到肺部。肺很脆弱，无法承受高压。心脏的左半部分将血液从肺部泵送到身体的其他部位。在这里，血压要高得多。动脉将富含氧气的鲜红色血液从心脏输送到身体的最边缘。静脉从全身收集血液并将其带回心脏。心脏和血管的运作——循环——完全是一个谜团，直到1628年，英国人威廉·哈维切开了垂死的鹿，花了几个小时观察它心脏的跳动。他在一篇题为《动物心脏运动与血液解剖学研究》的论文中描述了他的发现。在这之前，没有人了解过身体的循环系统，主要是因为死后血液凝固，尸体的血管中看上去含有大量空气。通过四肢运动和静脉中瓣膜的共同作用，血液返回心脏，这也被称为骨骼肌泵。胸部的吸力也有助于这个过程，当我们吸气时，在胸腔中产生负压，从腹部和四肢抽出血液。消化系统和脾脏的静脉是循环系统中的例外，它们被称为门静脉，将血液输送到肝脏，而不是回到心脏。

西奥多·比尔罗特是整个外科史上最伟大的名字之一，他强烈反对静脉曲张手术，却没有解释为什么。在20世纪，高位结扎术与"剥脱"相结合，这是一种可以一次性从皮下完全移除GSV的方法。直到2005年左右，这仍是治疗静脉曲张的标准方法，每条腿的整个手术过程不超过15分钟。

后来，瑞典放射学家斯文·伊瓦尔·塞丁格将整个血管外科引领到了相反的方向。1953年，他发明了一种方法，可以从血管内部进行治疗。1964年，在塞丁格穿刺法的基础上，另一位名叫查尔斯·多特的放射科医生发明了经皮血管成形术——用小气球从内部扩张血管，这是一个非常巧妙而简单的解决动脉狭窄的办法。在21世纪，塞丁格穿刺法不仅用于治疗动脉疾病，还用于治疗静脉曲张。GSV可以用激光或微波从内部通过灼烧来封闭，这些都不需要用到手术刀。

露西还给人类带来了更多的问题。如果她的直肠中没有3条小血管（痔静脉）让她的肛门不会漏水，她可能会在直立行走了几步后就改变主意，回归四肢行走。人类至今没能成功适应排便行为：我们仍然需要把髋关节弯曲90°才能做到。现在排便需要更大的压力，这导致了典型的人类问题，如痔疮、肛门脱垂和便秘。

外科医生日常工作中还有一个常规项目与露西有渊源，就是腹股沟管。这是腹壁底部的一个薄弱点，但此处本应该是它最强的地方。重力不断地迫使腹腔内容物从内部压迫这个薄弱点。这可能会导致这里产生一个洞，称为腹股沟疝，这是一个似乎已经被进化所遗忘的开口。但是，如果我们想象自己又回到4条腿的状态，那么腹股沟管就位于腹部的重心之上，而不是其下。对于我们4条腿的朋友来说，这没什么问题，但对于两足动物，这确实是一个设计缺陷。因为直立行走，现代男性在一生中有25%的概率会患上腹股沟疝，这对外科医生来说意味着很多工作要做。

从四足动物到两足动物的过渡当然也意味着髋部和膝盖要承受双倍的重量。在脊柱中分开相邻椎骨的椎间盘，从不需要支撑任何东西（水平方向）进化到要承受一半的体重（垂直方向）。膝盖、髋部和背部的过度负荷衍生了外科学的姊妹学科——矫形外科。矫形外科医生大部分时间都在用假体置换过度负荷的髋部和膝盖，还有去除突出的椎间盘。

最明显的缺陷见于向腿部走行的动脉。它们仍然在骨盆后部深面呈90°弯曲，表现出四足动物的特征。这种弯曲曾是必要的，因为动物的后腿与躯干成直角。我们在从原始的陆地动物演变为人类的过程中，大部分时间都是用4条腿走路，自然选择使我们动脉的直角弯曲变得宽大而平滑。因而循环系统中这一段产生湍流的可能性极小，这对我们的生存很重要，因为动脉中的湍流会导致动脉壁的损伤。然而，由于现在我们直立行走，走向下肢的动脉除了像四足动物那样柔和地弯曲之后，还得在腹股沟处再弯曲90°。这就不再是一条平滑的曲线，而是一个没经过适应过程的尖锐扭结，会产生湍流，进而导致动脉硬化，造成扭结附近的血管变窄。这就是人体动脉硬化最常见于腹股沟的原因。如果动脉逐渐缩窄，腿部在运动时——最需要氧气的时候，就会得不到充足的血氧供应。这会导致行走时腿部疼痛，一旦静止不动，疼痛立即消失。此种症状在医学上被称为"间歇性跛行"（从拉丁语"claudicare"演变而来，意为"跛行"），在荷兰语中它被形象地称为"橱窗浏览腿"，指的是每次你停下来看商店橱窗，在街上行走的痛苦就消退了。最终，腿可能会坏死，产生坏疽。而这些都是四足动物不需要担心的事情。

我们可以列出一长串现代外科医生需要处理的与露西有渊源的病症，静脉曲张、痔疮、腹股沟疝和动脉狭窄可能占了日常外科手术的一半。换句话说，外科医生的很大一部分工作是弥补露西决定用双腿走路时所犯下的错误。顺便说一句，露西在埃塞俄比亚获得了第二个名字——Dinqines，意思是"你很了不起"。外科医生们得同意这一点。

腹膜炎

9

逃脱艺术家之死：哈里·胡迪尼

1926年10月31日，艾瑞克·怀兹的去世成为世界新闻。在大西洋的这一边，这是一个谨慎乐观的时代，但同时也有贫困和动乱。当时仍名不见经传的阿道夫·希特勒和贝尼托·墨索里尼正准备在全球政治中发挥主导作用。这是克劳德·莫奈去世、玛丽莲·梦露出生的那一年。欧洲似乎很嫉妒美国，在那"咆哮的二十年代"，好像一切皆有可能——直到1929年的大萧条的到来。这是查尔斯顿舞和禁酒令的时代，也是洛克菲勒和阿尔·卡彭的时代。

如同查理·卓别林、斯坦·劳莱和奥利弗·哈台一样，艾瑞克·怀兹代表了那段美好时光中的美国精神。几乎没有人知道他的真名，但他的艺名在差不多1个世纪之后仍然广为人知，并且已经成为他所开创艺术的代名词。艾瑞克·怀兹就是举世闻名的逃脱艺术家哈里·胡迪尼，他或是给自己扣上一件紧身衣倒吊在空中，或是被铁链缠住，密封在木箱子里，再在纽约港口被从船上扔下去，或是戴着手铐被关在一个装满啤酒的牛奶搅拌器里。他永远都能安然无恙地逃脱，哪怕是被活埋在青铜棺材中。许多人会以为他的死亡与他的生命一样壮观：在表演传奇的水牢节目时淹死——在拥挤的剧场舞台上，戴着手铐，倒挂在水下。但事实远非如此。

胡迪尼用巫术和经典的马戏团技巧为他壮观的逃脱表演锦上添花。他是一名魔术师、杂技演员以及硬汉。例如，他声称他的腹肌可以承受任何打击，还让每个人都试试。很长一段时间以来，人们认为他死于腹部受到的一记猛烈拳击，但我们现在知道这与他的噱头无关，主要是因为他固执地拒绝就诊。

戈登·怀特黑德、雅克·普赖斯和萨姆·斯密洛维茨是3名加拿大学生。1926年10月22日早晨，在演出结束后，他们在蒙特利尔剧院的更衣室里拜访了胡迪尼。斯密洛维茨请求为他画一幅肖像，胡迪尼躺在沙发上摆出姿势。怀特黑德问他，他是否真的可以承受任何腹部的打击，以及自己是否可以试一试。胡迪尼同意了，这位学生立刻开始对他出拳。他非常用力地击打了胡迪尼的右下腹好几次。另外两名年轻人后来表示，胡迪尼显然没有准备好面对他们朋友的快速攻击。打到第三下他才完全绷紧了腹肌，他们注意到，尽管这位强硬的逃脱艺术家在前一天晚上的舞台表演完美无缺，但现在躺在沙发上的他看上去似乎因为那精准的几拳感到十分痛苦。

胡迪尼在夜场演出结束后的第二天离开，乘火车前往行程中的下一站——底特律。他感觉不太舒服，提前发了一封电报，要求在到达之后去看医生。但是他一抵达就带着高烧开始了生命中最后一次表演，没有时间接受检查。他可能已经完成了他的水下逃生表演，这让他不得不屏住呼吸几分钟——在演出结束后，医生断定他需要立即进行手术，由此看来，这段表演非常了不起。因此，当时的观众并不知道他们在舞台上看到的那个特技演员有多么令人难以置信。

底特律的外科医生通过简单的体格检查进行了诊断。他把手放在胡迪尼的腹部，宣称这位逃脱艺术家得的是一种常见病——阑尾炎，但这种病在当时才刚刚开始被认知。40年前（胡迪尼12岁时），雷金纳德·菲茨才在波士顿首次正确描述了这种疾病，这对于一种威胁生命的疾病来说有着重大意义，它已经困扰了人类数千年。古美索不达米亚、埃及、希腊以及罗马的医学文献都没有提及它，虽然它在这些古老的文明中一直很普遍，而在这些文明中，医学知识已经相当先进。首先描述它的是18世纪的解剖学家乔瓦尼·巴蒂斯塔·莫尔加尼，但他也没能说明其致命的真正原因。直到1887

年，费城的托马斯·莫顿医生第一次通过手术成功治疗阑尾炎后，人们才清楚地知道这种疾病并不一定要以患者的死亡为终结。

医学术语

症状和疾病用以 –osis 结尾的单词表示。因此，关节病（arthrosis）是影响关节（arthron）的疾病（由磨损引起）。以 –itis 结尾的词表示炎症：关节炎（arthritis）是发炎的关节。并非所有的炎症都是感染，只有在它们是由病原体，例如细菌、病毒和其他寄生生物传播引起时，才被称为感染。前缀 a 或 an 表示"没有"，ec 或 ex 表示"外"。呼吸暂停（apnoea）的意思是没有呼吸，肿瘤切除术（tumourectomy）的意思是切除肿瘤。Haemat 或 haemo 与血液有关：血尿（haematuria）是尿液带血，咯血（haemoptysis）是咳出血。肿瘤（tumour，拉丁语中"肿胀"一词）由以 –oma 结尾的词表示。它可以是液体的聚积，例如，血肿（haematoma）是聚积的血液，但也可以是实体组织，脂肪瘤（lipoma）是由脂肪组织构成的肿瘤。肿瘤可以是恶性的或良性的。恶性肿瘤是癌性的，它们的名称以癌（carcinoma，皮肤、黏膜或腺体来源的癌症）或肉瘤（sarcoma，其他组织来源的癌症，如骨骼或肌肉）结尾。良性肿瘤不是癌性的。如果确诊或显示出疾病，则检查结果为阳性。因此，阳性结果通常对患者来说是负面的。此外，没有任何检查结果是 100% 可靠的，因而结果有时可能是假阳性或假阴性。以 –genic 结尾的词表示原因，如果某些东西具有致癌性（carcinogenic），它可能会导致你罹患癌症。

胡迪尼本该在蒙特利尔就去医院就诊，这样他可能会通过手术得救。他究竟是太顽固、太虚荣、太贪财，还是仅仅是害怕医生？他可能在想"演出必须继续下去"。结果，他直到 3 天后才在底特律手术。外科医生发现阑尾破裂引起了腹膜炎。胡迪尼的腹腔完全被感染，充满了脓液。手术后他也没有恢复，4天后他的腹腔不得不再次被打开冲洗。情况仍然没有改善，而且当时还没有对抗感染的抗生素。两天后，哈里·胡迪尼去世，享年52岁。在公众关注的风口浪尖，他被埋葬于纽约皇后区，在曾被用于逃生表演的那口青铜棺材中。艾瑞克·怀兹——魔术师、杂技演员、巫师以及逃脱艺术家——举世闻名的伟大的胡迪尼，死于平庸而日常的疾病——阑尾炎。

阑尾炎是一种非常常见的疾病，超过8%的男性和将近7%的女性在其一生中得过阑尾炎。它可以发生在任何年龄，是急性腹痛最常见的原因。阑尾——更准确地说是蚓状阑尾——是一个盲端肠管，从与小肠连接的大肠起始，位于腹部的右下方。它直径不到1厘米，长约10厘米。

医生们早就知道这个小小的器官，但是从来没有人想到这么小的东西会带来如此灾难性的后果。这是因为它太小了，一旦发炎，可能就会很快破裂。之后肠内容物就会释放到腹腔，引起腹膜——覆盖于整个腹腔内壁的膜的炎症。因此从没有人把小小的阑尾与腹部炎症的致命后果关联起来。在19世纪，外科医生敢去打开一个活生生患者的腹部之前，他们只能看到死者体内阑尾所呈现的最终状态。尸检时，在一塌糊涂的腹膜碎片中，没有人注意到那个小小的、蠕虫状附属器官的破裂。

阑尾炎产生一系列能够反映疾病进程的典型症状，从阑尾本身的炎症开始。这导致了中上腹部模糊的器质性疼痛。在1天之内，炎症在阑尾周围扩散，并开始刺激右下腹阑尾所在位置的腹膜。这种局部的疼痛远比模糊的器质性疼痛更加尖锐和明显。阑尾炎患者的典型主诉是从中腹部到右下腹的转移性疼痛，且转移时疼痛加重。腹膜的局部刺激也会引起发热、食欲不振（厌食），其中最重要的是活动时疼痛。患者不能再忍受被触摸或突然移动，喜仰卧位，双腿蜷起。对于一个处于该病程的正常人来说，似乎不可能站在一个满是人的剧场里，更不用说像胡迪尼那样，被绑起来，倒挂浸在水牢里。

之后，脓液围绕着阑尾形成。起初，脓液可以被周围的肠道所包绕，但是到了下一阶段，阑尾会局部坏死并破裂。然后，粪便和肠道气体被释放到腹腔中。患者会感到右下腹的疼痛骤然加剧，然后在整个腹部蔓延，疼痛变得十分剧烈，以至于说不清是从哪里开始的。这是危及生命的腹膜炎的阶段。

腹膜炎可以被整体概述为"受刺激的腹部"。腹部肌肉紧张，变得很硬，每一个动作都很痛苦。不仅当腹部被触摸时会感到疼痛，在放手时还会加重——这被称为"反跳痛"。患者脸色苍白，神情焦虑而紧张，眼睛与脸颊凹陷。腹部的肠道对炎症做出反应，停止正常的运动。通过听诊器，医生可以听到腹部不寻常的安静。所有这些都是非常典型的腹膜炎症状，几秒钟内就可以诊断出来：快速查看患者（观察面部和体位），问几个问题（哪里痛以及疼痛从何时何处开始），按压腹部（腹部僵硬且在用力和放手时疼痛）并使用听诊器听诊（不能闻及肠鸣音）。在最后阶段，患者会因血液中毒引起感染性休克，腹膜的表面积很大，使得细菌大量释放到血液中。这导致全身中毒，引起高烧并累及所有器官，最终导致死亡。

腹膜炎是一种外科急症。外科医生必须尽快修补或消除引起腹膜炎的病因，并冲洗腹腔。这些应该在尽可能早的阶段——感染性休克发作之前，或者更好的是在弥漫性腹膜炎之前完成，但最佳的时机是感染问题仍局限于受累器官，即小小的阑尾时。因此，急性阑尾炎也算是外科急症。

1889年，美国外科医生查尔斯·麦克布尼描述了阑尾炎手术的原则：手术越早，完全康复的可能性就越大，而且只要腹膜炎尚未发生，切除发炎的器官就足够了。这使得麦克布尼与阑尾炎密不可分地联系起来。阑尾炎所导致的腹部疼痛最严重的位置被称为麦氏点，阑尾切除术中腹壁的手术切口也以他的名字命名。如果一位同事说患者"在麦氏点有压痛"，每个外科医生都会立刻知道问题是什么。

典型的阑尾炎手术进行方式如下：患者取仰卧位，外科医生站在右侧，助手站在左侧。外科医生在右下腹麦氏点的位置做一个小的斜切口，这里正好是肚脐和髂嵴（骨盆外缘的骨性标志）之间连线的2/3处。在皮肤和皮下组织之下，有3层腹肌相叠。恰好在腹壁的这一点上，可以在不切割肌肉的情况下通过它们，你需要巧妙地拨开肌纤维，如同打开3层窗帘一样。第三块肌肉下面是腹膜，你必须小心地提起它并将它打开，确保不损伤肠道。如果你很幸运，你现在就可以看到阑尾，但通常它隐藏在腹部深处的某个地方。你可以用手指去触摸寻找它，小心地将其游离并拉出来，用小钳子和可吸收线切断并结扎供应阑尾的血管，然后对阑尾本身做同样的操作。之后，就可以关闭腹膜，将肌肉移回原位，关闭腱膜——3层腹肌最外侧的扁平肌腱。最后，缝合皮下组织和皮肤。整个过程大约需要20分钟。然而在今天，外科医生已经不再用经典的办法切除阑尾了。如今腹腔镜下切除术成为首选，医生可以通过肚脐和两个非常小的切口进行微创手术。

胡迪尼的症状是典型的阑尾炎——发热和右下腹疼痛。演出结束后，只能在底特律的更衣室里给他做检查的医生发现他情况很糟，右下腹刺激症状太严重。症状实在太明显了，医生甚至根本没考虑过戈登·怀特黑德3天前对胡迪尼胃部的打击。这一诊断在手术中得到证实——他们发现了穿孔的阑尾及其引起的腹膜炎。然而，胃部的打击成为后来被关注的焦点。其他涉嫌"创伤性阑尾炎"——由直接打击、跌倒或其他腹部创伤引起的病例被引用。然而，在创伤和阑尾炎之间没有发现任何因果关系，这两个仅仅相隔几天发生的事件只能被视为巧合。尽管如此，阑尾炎的病因并不总是很清楚。我们仍不知道为什么有些人会在某个时刻患上阑尾炎，而其他人则不会。

在胡迪尼的案例中，找到一切的起因显然很重要。这3名学生被警方全面审问，可怜的戈登·怀特黑德所打的那一拳被确定为死亡的原因。还有一点也很重要，考虑到胡迪尼不无危险的职业，他购买了包括事故条款在内的人寿保险。该条款规定，如果胡迪尼在进行特技表演时因意外事故而死亡，他的妻子兼终身助理贝思·怀兹将获得双倍赔偿——50万美元。虽然在肚子上被打一拳以证明自己的力量可以归为此类，像阑尾炎这样的日常疾病则显然不能。幸运的是，怀特黑德并没有因严重人身伤害或过失杀人而被起诉，因为普赖斯和斯密洛维茨能够证明，是胡迪尼允许他打的。

1926年10月24日，胡迪尼在底特律加里克剧院的最后一场演出中，观众中有一位叫哈里·瑞克尔的人。他后来回忆起那是一个令人失望的节目。表演推迟了半个多小时，而且胡迪尼看上去状态不太好。他失误了，观众可以看穿他的技巧，还有好几次他需要被助手扶着。但是当瑞克尔后来读到，这位逃脱艺术家是带着破裂的阑尾在表演，而且几天后就去世了，他才意识到胡迪尼是在用生命为他的观众演出，直到最后1分钟。

10 麻醉

女王的麻醉：维多利亚女王

汉诺威王朝的维多利亚是英国女王和印度女皇。在她的帝国中，太阳永不落下：她的子孙后代遍布欧洲的王室，她统治的时代甚至以她的名字命名。她嫁给了她的堂兄——萨克森-科堡与哥达公国的阿尔伯特亲王，他们的结合看起来佳偶天成，被认为是英国王室历史上所有夫妻中最为恩爱的。但鲜为人知的是，他们经常吵架，有时还会动手，而且往往是因为同样的问题让白金汉宫不得安宁。维多利亚无法承受"动物般的"生育经历及其带来的难以忍受的痛苦。她变得如此易怒，以至于阿尔伯特亲王最后威胁她，如果她再一次打他就离开她。维多利亚女王是一个坚强的女人，但她觉得生孩子这种事是对她精神和神经肮脏而丑陋的攻击。尽管她前7个孩子的出生都平安无事，但对她来说这种经历是难以形容的创伤。每次生产后都有持续至少1年的产后抑郁，直到进入下一次孕期。1853年，维多利亚再次怀孕，再次为即将发生的事变得歇斯底里。阿尔伯特决定不能再这么继续下去，召来了一位名叫约翰·斯诺的医生。现在是麻醉的时候了。

让患者进入睡眠状态，或诱导其完全失去知觉的技术被称为全身麻醉或麻醉（希腊语"睡眠"）。第一次全身麻醉下的手术于1846年10月16日在美国波士顿麻省总医院进行。一位名叫威廉·莫顿的牙医麻醉了一位名叫爱德华·阿伯特的患者，让其吸入醚，准确地说是乙醚。阿伯特的脖子上长有一个肿瘤，必须将其切除。在他睡着的时候，一位名叫约翰·华伦的外科医生切掉了肿瘤。一切进展顺利，患者什么感觉也没有，在手术后就醒来了。华伦倍感震撼，说出了历史性的一句话："先生们，这可不是骗局。"这是外科史上的一个转折点。

自从发明了锋利的工具以来，任何希望通过切开人体来帮助别人的人，都不得不与手术中挣扎的患者相抗衡。切开人体不仅仅带来疼痛，更重要的是患者惧怕无法在这种折磨中活下来。因此，外科医生必须动作迅速，这不仅是为了尽可能地缩短疼痛持续的时间，还因为在患者被助手或其他帮手压住的情况下，你几乎没有可能从容不迫。因此，这是一个"越快越好"的问题。伦敦外科医生罗伯特·利斯顿总是在开始手术时向他的观众大喊："给我计时，先生们，给我计时！"如果你没能在患者从助手们手中挣扎出来之前完成你的工作，后果将会是灾难性的。受害者仍然会大量出血，再加上他的挣扎和恐慌，血液将喷向四面八方。看到这种场景，这位不幸的患者将会愈加恐惧和疯狂，使得助手更加难以控制他。一种非常独特的着装规范应运而生。直到约150年前，外科医生在手术时总会穿着黑色外套。这样它在溅上血时就不那么明显，而且还不需要经常清洗。一些外科医生喜欢吹嘘说他们的外套因为沾了太多血而变得很硬，脱下来都可以立起来了。

所以你的动作必须快，不然情况会很糟糕。速度意味着安全。这就需要做出又短又深的准确切口——位于正确的位置，并在一次切割中穿过尽可能多的组织层。因此，血总是最后才被止住，"在回来的路上"医生们用线缝住组织层，或是用烙铁将其封闭，或者只是用绷带紧紧地包扎。这种方法很有效，但并非很安全。没有时间仔细检查你的工作，也没有时间或空间来应对意外情况。这就是1846年10月16日之前的手术：快速、血腥并且标准化，因为没有时间让你具体问题具体分析。

因此，对于崇尚速度的外科医生来说，管理一次全身麻醉是对时间的浪费。在欧洲，麻醉经历了很长一段时间才成为常规的外科步骤。许多外科医生公开反对这种他们认为危险又多余的东西。麻醉在英格兰被称为"美国佬的骗局",只对那些手术不够快的庸医有好处。但多亏了维多利亚女王的脾气,这种局面得以改变。自从她敢于尝试麻醉并从中受益匪浅之后,没有人再能弃之不顾了。为了说服普罗大众,正需要这种方式来推广这种崭新、未知但有益的发明。

麻 醉 学

今天,麻醉学本身就是一门全面的学科。在手帕上滴几滴乙醚的时代已经过去了。现代全身麻醉中使用三种药物。镇静催眠剂会降低意识,导致睡眠和遗忘。由于镇静催眠剂不能完全抑制身体对手术疼痛的反应——例如心跳加速和血压升高、立毛肌收缩和出汗,还要用到镇痛剂。这些药通常是鸦片衍生物。麻醉意味着"没有感觉"。为了抑制术中操作引起的肌肉紧张,这份"鸡尾酒"中通常还包括肌肉松弛剂。这种药来源于箭毒,是亚马孙印第安人涂于箭头的毒药。这三种药物的组合使患者进入一个放松、睡眠的状态,对手术没有任何生理反应。麻醉师使用呼吸机来管理患者的呼吸,通过口或鼻将插管插入气管。当患者处于全身麻醉状态时,麻醉师通过血压袖带和胸部及手指上的电极连续监测心跳、血液中的氧含量和呼出气体中的二氧化碳含量。在手术过程中,麻醉师还会进行包括血常规、尿量、血糖水平和凝血功能在内的多项检查。让患者入睡的阶段称为"诱导",醒来阶段称为"苏醒"。

约翰·斯诺是农民的儿子,也是一位业余麻醉师,他写过一本关于乙醚和氯仿的书,还设计了一种特殊的面罩,能控制剂量缓慢地释放氯仿。1847年,在波士顿进行了第一次乙醚麻醉的1年之后,詹姆斯·杨·辛普森在爱丁堡进行了第一次氯仿麻醉。因此,约翰·斯诺在1853年所做的事并不是创举，但很罕见。维多利亚女王是否知道斯诺实际上并不是专家，是否知道他并不清楚自己的行为会对她和她的孩子带来怎样的风险？当斯诺在宫殿里爬着通往皇家卧室的楼梯时，他的心一定怦怦直跳。当时是晚上，走廊、接待室和楼梯都被煤气灯照亮。工作人员绷紧神经。内阁处于待命状态，人们在悬念中等待，而越过前厅和许多道门，斯诺听到女王的呻吟。毫无疑问，斯诺会想，女王是否能够冷静而尊重地接受他——一个完全陌生的人，一个平民。当他进入房间，他站于床头，由于不被允许使用他自己设计的面罩，他在女王陛下的鼻子和嘴巴上放了一块干净的手帕。他从瓶子里用移液管吸取氯仿，滴几滴到手帕上。他当然也会吸入一点氯仿——这是不可避免的——所以他会不时地转过头来呼吸新鲜的空气。

斯诺记录了每一个细节。他一滴一滴地给女王吸入氯仿，直到她表示感觉不到疼痛为止，同时留意着氯仿对仍然很严重的宫缩有没有影响。在1853年4月7日午夜过后的20分钟里，他在手帕上给维多利亚女王滴了15滴氯仿。"女王陛下表示出极大的宽慰，"他写道，"宫缩时的疼痛变得微乎其微，而在宫缩期间则完全缓解了。"氯仿没有给女王带来任何不适，而且她在整个生产过程中都保持清醒。53分钟后，凌晨1点13分，孩子出生了。几分钟后，胎盘跟着娩出，女王很高兴，"……表示自己对氯仿的效果非常满意。"她自己形容为"……上帝保佑的氯仿，无与伦比地令人舒适而愉悦。"新出生的王子被命名为利奥波德，是他们的第八个孩子、第四个儿子。

阿尔伯特亲王欣喜若狂，可他们的喜悦并没有持续太久：不久之后，女王陷入了如往常一样的产后抑郁，而且这次是最糟糕的一次。医学杂志《柳叶刀》发表了一篇谴责性的评论，《圣经》学者们愤慨万分，因为《圣经》中说女性在分娩时必须忍受痛苦。但这个消息对整个欧洲的广大公众来说都是一个重磅炸弹。在法国，氯仿的使用变得非常受欢迎，并被赋予了吸引人的名字"女王的麻醉"（l'anaesthésie à la reine）。再也没有患者想在无麻醉的情况下进行手术了，外科医生被迫遵守他们的要求。

几十年后，老式的追求快速的手术时代结束了，一种新的秩序诞生了。多亏了麻醉剂，外科医生现在有时间更精确地进行手术，而不再为患者在疼痛中的挣扎和尖叫而分心。手术变得准确、细致和干燥，没有吵闹，没有四处飞溅的血。切口更为仔细精确。组织不再被一次切开，而是一层一层地切开，在下一层被切开之前进行止血——"在途中"而不是在手术结束时。随着像弗里德里希·特伦德伦堡、西奥多·比尔罗特和理查德·冯·福克曼这样的新英雄的出现，外科学成为一门精准的科学。黑色手术衣被白色的所取代。

其中一个伟大的新名字是美国人威廉·哈尔斯特德。作为治疗腹股沟疝和乳腺癌的创新者，哈尔斯特德在手术中引入了橡胶手套，并与同事一起组建了一个工作组来开发局部麻醉，这是一项了不起的新发明。这个过程需要在神经周围注射麻醉药，让患者保持清醒，但在被麻醉的区域内什么都感觉不到。该小组成员定期在彼此身上练习，一起享受美妙的夜晚。哈尔斯特德成为局部麻醉的先驱，却也因为他们使用的药物是可卡因而成了瘾君子。在局部麻醉中，可卡因早已被具有相同作用但没有兴奋性副作用的衍生药物所取代。

麻醉是外科学的一次革命，下一步是引入卫生的概念。1847年，匈牙利人伊格纳兹·塞麦尔维斯发现，医学生们从解剖室解剖尸体回来之后，如果不洗手就协助生产，会导致产妇患上产褥热——这是母亲在分娩后不久发生的一种感染性疾病。然而，没人相信像洗手这么简单的事情可以产生生与死的差异，人们认为塞麦尔维斯疯了（不幸的是，他患上了一种逐渐使他发狂的神经系统疾病）。直到路易斯·巴斯德揭露了细菌是疾病产生的原因，塞麦尔维斯的基本卫生原则才被接受。1865年，约瑟夫·利斯特首次使用消毒剂防止手术伤口感染。尽管这一举动是革命性的，但这些方法在最初使患者非常痛苦，因为消毒剂在伤口中具有腐蚀作用，并且需要长时间施用。因此，由于麻醉的发明，它们才得到应用。

令维多利亚女王如此欢喜的氯仿在20世纪被淘汰，它被发现会损害肝脏并导致心律不齐。乙醚也被另一种物质取代——氧化亚氮（N_2O），也称为笑气，是一种强力麻醉剂。但是，当它被证明是一种重要的温室气体，对环境的破坏性比二氧化碳高300倍时，它也被弃用了。

在现代麻醉中，药物被直接注入血液，这意味着它们可以更快地起效，并且在手术过程中可以更精确地调整剂量。现在最常用的麻醉药物是2, 6-二异丙基苯酚，通常称为异丙酚。异丙酚具有显著的优点，并且一旦停止注入，其效果会迅速消失。更妙的是，当患者醒来时，他们感觉自己睡得很香。由于其牛奶样的外观，它也被称为"快乐牛奶"或"健忘乳"。但是这种神奇的麻醉剂并非没有风险：流行歌星迈克尔·杰克逊对异丙酚成瘾，并在2009年使用过量而死亡，因为给他用药的医生并未对他的健康状况给予足够的重视。这是一次真正的医疗过失，因为一名合格的麻醉师需要在患者苏醒后进行24小时的密切监测。

我们不知道约翰·斯诺能否以这种方式监测他的患者。尽管他曾为女王服务，但斯诺医生并没有作为一位伟大的麻醉师被铭记，他被人们记住是出于完全不同的原因。1854年，他描述了伦敦暴发的霍乱疫情，确定了一个公共水泵作为感染源。他是第一个展示疾病如何传染的人，也是流行病学——研究疾病如何传播的学科——的奠基人。

1857年4月14日，维多利亚坚持要求斯诺在她下一个孩子出生的时候带着麻醉剂出现。女王产下一女孩——比阿特丽斯公主。并且，出乎所有人的意料，这次女王并没有患产后抑郁症。比阿特丽斯是她的第九个孩子，也是最后一个孩子。

坏疽

小湾战役：彼得·史蒂文森

在向西寻找印度的第二次航行中，克里斯托弗·哥伦布看到地平线上升起了第一块土地，他以发现它的那一天给这个岛屿命名——多米尼克（拉丁语中的"星期天"一词）。他向西北继续航行，8天后抵达另一个岛屿。他又以发现它的那一天为它命名，那是1493年11月11日，星期一。但哥伦布发现的当然不是新土地。人们已经在那里生活了数千年。那里的原住民——加勒比印第安人，称他们的岛屿为Soualiga，意思是"盐地"。从1627年开始，来自荷兰的船只定期造访此岛，就是为了从能俯瞰大海湾的山丘之间的一个巨大盐田中得到盐。17世纪，为了保存鲱鱼，荷兰对盐的需求量很大。毗邻的圣尤斯特歇斯岛上有许多可用的奴隶，他们直接被从非洲运往新大陆以采集盐。然而，西班牙人仍然认为这个岛屿是他们的。而且，他们正与荷兰交战，不能容忍荷兰人争夺"自己地盘"的盐。1633年，西班牙重新占领了该岛，建造了许多堡垒。其中一个堡垒位于延伸到大湾和相邻小湾之间大海的岬角。从那里开始，他们使荷兰的"商船"，也就是携带盐的船只寸步难行。1644年，库拉索岛西印度公司的董事前来解决这个问题。

今天，这座岛屿——它的名字不是"星期一"而是圣马丁，因为哥伦布看到它的那一天（11月11日）是圣马丁节——因其有34个美丽的海滩而受到人们的喜爱。因此，彼得·史蒂文森本可以选择从其他33个海滩来进攻岛屿。但他想征服小湾，因为从那里可以进入西班牙堡垒。史蒂文森知道，如果他可以拿下那个海滩——如今那里的游客躺在阳光下，在水晶般清澈碧绿的海水中浮潜——他就可以拿下整个岛屿。

史蒂文森并不是个伟大的战略家。这次袭击对荷兰军队来说是彻底的灾难，对他个人来说则是痛苦的羞辱。他的船只用了很多天，从遥远的背风群岛横跨加勒比海航行了将近1 000千米（500海里），到达了圣马丁岛。当史蒂文森的旗舰——"布劳威翰号"接近这个岛时，他们完全没有遇到任何阻力，在1644年3月20日棕树节那天进入了礁湾，一个小小的水湾，就在美丽的小湾附近。他们划着划艇，穿越浅滩来到岸边。这位弗里西亚公使的儿子骄傲地走进温热的水里，大步踏上海滩。在博内尔岛的统治者雅克布·波拉克的指挥下，男人们将一门大炮拖到山上，俯瞰小湾和位于另一边岬角的西班牙堡垒。但小湾太大了，或者说大炮太小了，炮弹没能击中堡垒。他们得找到一个更靠近目标的位置。随着侧翼移动，史蒂文森一路前往小湾海滩正上方名为贝尔艾尔的小丘。在那里，他竖立了荷兰国旗，他面前的西班牙堡垒已进入大炮射程内。

砰！西班牙人射出的第一炮直接击碎了史蒂文森的右腿。"布劳威翰号"的船长正站在史蒂文森旁边，他也被击中，失去了半边脸颊和一只眼睛。史蒂文森立刻被救走，同划艇一起被吊回船上。

彼得·史蒂文森在帆船上呻吟时，心中有一件事是清楚的，幸运的是，这件事我们早就不需要去面对。他可能不敢看自己的腿，但他一定马上明白——无论伤情严重与否，或是伤口有多大——他都必须被截肢。直到大约150年前，截肢都是腿部开放骨折的唯一有效治疗方法。如果不立即截肢，即使伤口不那么复杂，后果通常也是致命的，因为气性坏疽——伤口愈合的最大阻碍——永远是个威胁。

"坏疽"一词是泛指活组织坏死的术语。它是皮肤、皮下组织、肌肉，甚至整个肢体缺氧的最后阶段。虽然坏死的组织摸上去像冰一样凉，但患者却高烧不退。坏疽可由动脉阻塞引起，也可称之为梗死。这会导致一部分肢体上产生边界分明的黑色干性坏死。坏死部分是干燥的，这被称为干性坏疽。坏疽也可能是伤口感染导致的。由于会有脓液和腐烂的液体产生，这种坏疽被称为湿性坏疽。还有一些细菌会产生气体，会导致一种被称为气性坏疽的湿性坏疽。

气性坏疽是最致命的一种坏疽形式，主要由一种名为产气荚膜梭菌的微生物引起，它的名字来自拉丁语中的一个动词"perfringere"，意思是"粉碎""摧毁""攻击"或"暴力突破"。在这个星球上，它随处可见。它遍布在沙子、土壤、粪便和街道垃圾中。产气荚膜梭菌来自一个危险的家族。破伤风梭菌会导致致死的破伤风病或"牙关紧闭"，艰难梭菌会导致危及生命的大肠感染，而肉毒杆菌会导致严重的食物中毒。在不卫生的条件下，产气荚膜梭菌也会引起可怕的产褥热，在过去，这种病夺去了许多产妇的生命。

产气荚膜梭菌是一种厌氧生命形式，这意味着它只能在无氧环境中存活。这种细菌具有两种危险的特性：它会释放出腐坏的气体，并产生名为毒素的有毒物质。在过去的许多世纪里，气性坏疽和伤口感染使外科学的发展受挫。但是，为什么有的伤口会被感染而有的不会？为什么彼得·史蒂文森的伤口发生了气性坏疽？为什么如今气性坏疽几乎不再发生？

有3个因素决定伤口是否发生感染或坏疽。首先，当然要有一个伤口。至于皮肤开口的大小，则并不那么重要。细菌体积很小，最小的伤口也可以通过。第二个决定因素，是在伤口成功繁殖的细菌数量。消毒伤口并保持清洁可使之最小化。但最重要的是伤口周围组织"创面"所受的损伤。创面的状态对于接下来发生的事情至关重要。

对于由锋利的刀造成的伤口，创面几乎不会受损。伤口的边缘没有受到伤害，健康的组织使得免疫系统能够杀死任何进入伤口的细菌。当你被锋利而干净的刀割伤时，如果立刻用水、肥皂或消毒剂冲洗伤口，它甚至可以马上关闭。这就是一期愈合（per primam）。如果切口不干净，伤口就会感染，产生脓液。之后，受感染的伤口不再能够马上关闭开始一期愈合，而是必须进行二期愈合（per secundam），这不是什么新鲜事。然而，健康的创面也保证了足够的氧气供应。由于产气荚膜梭菌在有氧气存在的条件下无法存活，无论伤口多么脏，健康的割伤中几乎没有可能产生气性坏疽。

与之相反，在挤压伤中，周围组织产生瘀伤、挤压或撕裂。创面中的血管也因此受损，减少了氧气的供应。这将导致实际死亡的组织面积大于伤口的面积。这种死亡的组织被称为坏死（necrosis），为各种细菌的繁殖提供了理想的温床。但是，由于伤口缺氧，其中产气荚膜梭菌的生长最为旺盛。气性坏疽就是这样产生的。

对于任何知道这一切的人来说，解决方案相对简单。那就是尽快清洁伤口，用清水（比如，圣马丁海湾清澈透明的海水）冲洗干净，将伤口打开，然后用锋利的刀子切掉所有坏死的部位，直到看到健康的组织。这一过程在外科学中有着好听的术语：法语中的debridement或nettoyage，德语中的anfrischen或英语中的necrosectomy（清创术，来自拉丁语或希腊语）。随后保持伤口清洁，直到它完全愈合——二期愈合。

不幸的是，过去的外科医生所做的事情完全相反。他们不是通过冲洗或刷洗来清洁伤口，而是将其火烧。这样能够杀死细菌，但同时也破坏了创面上的组织和血管，从而加重了缺氧。外科医生还通过放血来治疗由此引起的发热，导致患者贫血，进一步限制了伤口的氧气供应。

刀 与 叉

就像刀、叉子、勺子、玻璃杯和餐巾是餐桌上让我们能够享用美食的标准配置，手术台上也需要一套标准的器械才能进行一场现代手术。手术刀以前是一体式的，现在则是由一个手柄和一次性的可以卡入的刀片组成。这样刀片就总是锋利、干净且完好无损。刀片各式各样，用不同的数字表示。最常用的是10号（大而弯曲的刀片）、15号（小而弯曲的刀片）和11号（尖刀）。固定组织用的是手术镊子。镊子包括无齿的"解剖"镊和有齿的"外科"镊。剪刀分为组织剪和线剪。缝合针固定在一个特殊的夹子中，称为持针器。伤口用牵开器拉开。不同大小的无菌纱布用于擦去血液。冲洗液和消毒剂装在器械台上的小碗中，还有各种形状和尺寸的钳子，具有各种用途。骨科手术中，有螺丝刀、锯、骨刀、骨凿、骨钻、锤子和骨锉。还有手术探针、扩张器、腔镜和吸引器。现代手术中会用到各种各样的吻合器，用于腹部胃肠道间的连接。最后，几乎没有手术能在没有电刀的情况下进行，它用来切割或灼烧组织。

彼得·史蒂文森的伤口遭受到了更多的附加伤害。炮弹的碎片击碎了他的骨头，断端刺破了伤口。毫无疑问，他的腿成为微小的产气荚膜梭菌的盛宴。在这些条件下，厌氧细菌能够非常迅速地繁殖。免疫系统通过炎症对这种攻击做出反应，引起发烧并产生脓液。之后，微生物产生毒素，杀死附近仍然健康的细胞。这会产生腐烂的液体，与脓液一起形成湿性坏疽。由病菌产生的腐烂气体被压迫进入健康组织，切断其血液供应。气体可以在皮肤下摸到，摸上去是脆脆的，如同在刚落下的雪上行走一样。气体和毒素杀死越来越多的组织，感染更快地传播。随着坏死组织数量的增加，氧气的供应进一步减少，环境逐渐变得对病原体更有利。这种大规模攻击总是致命的。

彼得·史蒂文森的伤口充满了产气荚膜梭菌。它们在贝尔艾尔的土地里，在西班牙一侧地面上的炮弹上，在把史蒂文森送回船上的肮脏的单桅帆船上，在医生肮脏的手上、黑色的指甲缝里，在肮脏的手术台上，在医生肮脏的锯子和绷带上。船上的外科医生对这些一无所知，但他知道，如果截肢的位置足够高，达到健康的组织，就可能挽救患者的生命。对他来说，这是一次例行的手术，他需要4种器械。

患者被放在台子上，医生在他的大腿上扎了一个绷带，这样不仅可以阻止血液流动，还可以使腿麻木。这样扎上半小时后，就会使患者的腿发麻，来分散伤口疼痛的注意力。

接着，医生拿起了截肢刀，这可不是像手术刀那样小巧的器械，而更像屠夫的屠刀，长30厘米，宽3厘米，刀刃锋利，刀尖突出，手柄结实。他用刀在膝盖以上一口气切断骨头。单是割伤就足以引起剧痛，但主要是医生切开粗大神经的一瞬间，这些神经如同走行在腿上的粗电缆，产生了突然的、冰冷的疼痛，这必然会让患者痛苦地尖叫。把一块木头放在史蒂文森的牙齿之间，有助于压制那可怕的声音。

在肌肉、肌腱和神经之间走行的大血管，当然也被切开了。由于大腿上扎了止血带，血液没有喷出，但绷带无法阻止血管另一侧的血液流出。小腿中含有的大约1升的血液，现在开始从截下的肢体中流到台子上，很快手术台上的一切都浸润在血泊里了。

切割必须在大腿健康的部分进行，要远高于炮弹造成的伤口。而骨头要在更高的地方被锯断，这样肌肉和皮肤才可以覆盖住骨头的残端。因此，下一步就是刮去骨骼上约一掌宽的肌肉。医生用一个名字相当可怕的工具——"刮骨刀"来完成这个步骤。他用4～5次强力的敲击剥去覆盖于骨头的骨膜，就好像他正在刨一块木头一样。假如此时患者还能发出声音的话，他将会从患者那里听到4～5次可怕的尖叫。然后医生拿出锯子，使用这种坚固又锋利的锯子，用不了10下就可以切开大腿的骨头。患者能够清晰地感觉到骨头上锯齿的震动。骨末、血液、呕吐物、尿液和汗液都混合在一起——肮脏的一团糟。当腿从身上掉下来时，会发出重重的砰的一声。一条人腿比你想象的要重得多。当它不再属于你，你可能会感到出乎意料地轻盈。

残端保持开放，用绷带完全包裹，然后取掉止血带。如果伤口持续出血，医生可以随时使用烙铁，反正患者早就昏倒了。这种开放性伤口可进行二期愈合。

在战争史上，数万条腿必须以这种方式切掉。法国军队的外科医生多米尼克·让·拉瑞保持了这项纪录，据称他在1794年西班牙的谢拉内格拉战役中，4天内进行了700例截肢手术。如果这4天里他整天都在锯腿，那么锯掉每条腿需要大约4分钟。他之所以能够做到这一点，归功于一项仍以他名字命名的发明——拉瑞牵开器，它可以撑开固定在骨头周围的支撑物，这样肌肉和皮肤就可以被一次性拽掉，给锯子留出空间。这样就不必使用刮骨刀了。不幸的患者们可能会排成一列，扎上止血带。然后拉瑞就带着他的刀和牵开器过来了，后面跟着一个助手拿着锯子，另一个助手拿着绷带。

现在我们不再使用这种标准流程，要归功于一次令人毛骨悚然的实验，发生在一位毫不知情的11岁孤儿身上。小詹姆斯·格林莱斯倒在格拉斯哥的一辆客车下，他的胫骨断了，从皮肤上穿伸出来，伤口沾满了街上的泥土。如果不截肢，他肯定要死于气性坏疽，但约瑟夫·利斯特让这个男孩免于截肢。1865年8月12日，他没有切断男孩的腿，而是用腐蚀性液体——石炭酸喷洒在伤口上。这种实验性治疗被证明是成功的，詹姆斯的命和腿都被保住了，利斯特则被封了爵位，而抗菌术——使用消毒剂来处理伤口——诞生了。没有人质问这种方式是否合理。在儿童身上进行实验在当时显然是正常的。

彼得·史蒂文森惨败而归，西班牙人大概都笑出了声。但荷兰人没有屈服，在接下来的几天里，他们进一步进行了一系列徒劳的尝试，从陆地和海上攻击西班牙堡垒。其中一艘被调动的船是"布劳威翰号"，史蒂文森正在这艘船上养伤。它被3发炮弹击中。4月17日，就在他们到达的4个星期后，荷兰人夹着尾巴撤退了，接下来的4年里圣马丁岛仍属于西班牙。

彼得·史蒂文森回到了荷兰。只有一条腿的他不再适合航海贸易的生活，所以公司给了他一份在岸上的文书工作。他被任命为新荷兰殖民地的主管，并成为新阿姆斯特丹的第一任市长，这是曼哈顿岛上的一个定居点。显然，截肢并不总意味着职业生涯的终结。然而，对于其他失去了肢体的普通海员，通常不能指望这么优越的工作条件。他们通常会被解雇，最后沦落为陆地上的乞丐或海上的海盗。

1664年，新阿姆斯特丹被英国人占领，英国人将其重新命名为纽约。彼得·史蒂文森回到荷兰，但后来又回到纽约，以一个普通公民的身份生活。他于1672年去世，享年61岁，被安葬在圣马克教堂。

1648年，荷兰人根据《明斯特合约》的条款索回了圣马丁，至少，索回了其中一半。法国统治岛的北部（Saint-Martin），而荷兰统治南部（Sint Maarten）。尽管这两个殖民地和谐地共存了将近4个世纪，但岛上的每个人都说英语。大湾背后宏伟的盐滩，现在是国家垃圾填埋场的所在地。

诊断

12

内科医生和外科医生：
赫尔克里·波洛和夏洛克·福尔摩斯

过去曾有一段时间，内科医生并不会动手去检查自己的患者。也许是他们自我感觉太好，不愿去做这么无聊的事，或者是害怕自己也染上病。亚洲一些地方和阿拉伯的患者会在一块木头或象牙的雕像上指出他们感到疼痛的地方。至于内科医生是否听取了他们的意见，就是另一回事了。通常情况下，连这也是毫无意义的，因为内科医生其实也无法提供有效的治疗方法。他们开的处方千篇一律：经肛门灌肠，经口腔清洗，还有灵丹妙药——可以帮助缓解所有症状的药物，比如一种用威尼斯蛇干制成的药丸。外科医生与他们天差地别——一切治疗都是靠双手完成的。外科医生的治疗比内科医生更具体。毕竟，手术中没有灵丹妙药——你不能用针对一种疾病的手术来治疗另一种疾病。

幸运的是，医学已经发生了很大的改变。非外科医生的治疗变得同样有价值而具体。但是，两种职业在处理患者疾病方面始终存在差异。非外科医生应当做出正确的诊断，即确定患者哪里出了问题。目前，医生已经找到了对于大多数诊断的最佳治疗方法，根据固定的方案和指南，用药物对疾病治疗。在这之后，医生要等待患者靠自身的治愈能力来恢复。如果患者没能恢复——即使诊断是正确的——你也无能为力。

外科医生则不同。手术的成功不仅取决于正确的诊断、治疗方案和患者的自愈能力，还取决于外科医生在其中的作用。如果患者没能痊愈，而诊断是正确的，则可能是外科医生出了错。外科医生相对于非外科医生来说，更能亲自参与患者的病程。外科医生本身就是疾病预后的一部分，无论好与坏。

外科医生用与非外科医生不同的方式，来找到患者哪里出了问题。因为作为一名外科医生，患者的康复取决于你的技能，你一定要找到答案，在开始动手之前绝对地确定。而对于非外科医生来说，这种对确定性的需求远没有那么紧迫。他们完全可以在一开始保守一些。

如何判断患者出了什么问题？换句话说，如何做出一个诊断？在整个医学史上，医生们都在试图回答这个问题。从一开始，他们就要面对患者的恐惧。任何觉得自己命数将尽的人，都想从医生那里得知自己的结局：我还有希望吗？我还能活多久？我会遭受痛苦吗？为了明智地作出回答，你必须认识到患者的问题出在哪里。医生很擅长回答，因为他们在一生中见过的疾病和症状比其他人多得多。一旦他们知道患者得了什么病，就可以做出预测。这两个步骤被称为诊断（diagnosis）和预后（prognosis），源自希腊语"gnosis"，意思是"知识"。诊断（diagnosis）中含有希腊语介词"dia"（通过），意味着"看穿"或"洞察"。预后（prognosis）中含有介词"pro"（之前），意味着预测或设想。

对于初步诊断，仅仅去描述症状就已经足够，哪怕你其实不知道问题是什么。你也不需要用到手。如果你看到一些散布的丘疹，无论这是什么病，那大概都不会有事。但是，如果患者从头到脚长满了渗着液的脓疱，就要当心了。在这两种情况下，你都可以开出简单的家庭用药。就算没有帮助，也没什么坏处。

许多世纪以来，人们对于所诊断疾病的根本病因缺乏了解，这种无知却又被一种虚幻的"四大体液"理论掩盖：血液、黏液、黄胆汁和黑胆汁。疾病或症状是由体液不平衡引起的，这种观点无益于外科医生。唯一能够补充或减少任一种体液的方法就是放血，而且其疗效非常可疑。这曾是非外科医生的典型治疗手段。

更进一步，医生不仅要找到问题，还要找出其原因。外科医生倾向于用刀祛除病因。诊断对预后至关重要，病因对治疗也是如此。例如，肠梗阻是指食物和粪便通过肠道时受阻。追溯到人们对病因一无所知的年代，这可以作为一个关于诊断的不错的例子。如果你不做处理，肠梗阻的预后总是悲剧的。患者会出现呕吐、排便排气停止、腹部胀起，并且出现严重的痉挛。如果症状没能缓解，患者终将死亡。但是，如果要进行处理，你不仅要确诊为肠梗阻，还要知道引起它的原因。肠道阻塞的原因可能是肿瘤或炎症，但也可能是一块鸡骨头。诊断是相同的，但手术方法却不同。因此，"患者怎么了"这一问题，其实又包含了一些其他的问题：患者的症状是什么？是什么导致了这些症状？以及这些病因是如何引发疾病的？

现代医学的诊断比以往丰富得多，寻找问题的答案越来越具有挑战性，需要更高级的技能。医生和外科医生的工作方式如同侦破犯罪的侦探。医生试图找出患者的问题，类似于侦探寻找罪犯的过程，寻找病因就像寻找犯罪的动机，探究疾病如何发展就像追踪凶手的轨迹、询问他是怎么使用凶器的。正如真正的侦探都有自己的风格，医生解开谜团的方式也各有不同。

阿加莎·克里斯蒂无疑是最好的侦探故事作家，到目前为止，她笔下最出色的角色是侦探赫尔克里·波洛。波洛是一个善于雄辩的人，迷人而聪明，能够准确无误地破解他所遇到的每一个谜团。但他的创作者也将他塑造成一个具有些许"反英雄"气质的形象。他彬彬有礼，但也很自负；客观公正，但也有些傲慢和喜怒无常；生性好奇，但只在觉得案件足够有趣时才愿意提供帮助；以及，虽然他说法语，但他是比利时人。这位受人尊敬的中年侦探是个古怪、精明又富有的男人，有着一副精心打理的翘八字胡，一次又一次碰巧出现在犯罪现场附近——当然，这让凶手很是懊恼。赫尔克里·波洛的故事总是根据固定的情节展开。波洛的周围总有一群特点鲜明的人物，位于一个相对独立封闭的空间——一幢偏远的乡间别墅、困在雪地里的东方快车或是尼罗河上的一艘船。发生的谋杀案一定由团体内的某人实施。当波洛调查时，他所了解的很显然远多于他所说的。在最后一章，他会将所有人聚集在客厅或沙龙中，以揭示凶手的身份。然后他分别对每个人进行演说。他解释说，他们中的每个人都可能犯下谋杀罪。每个人都有一个隐藏的动机，而没有人有明确的不在场证明。管家有钥匙和得到刀的渠道，男爵夫人有债务因此想要得到遗产，厨房女佣则是妒火攻心——没有什么太离谱的东西。

然而，在讨论了每个角色的动机之后，波洛一一进行反驳论证，表明他或她没有犯下谋杀罪。直到他谈到最后一个人——也就是凶手。直到他单独分析每个角色过后，局势才变得明朗起来。这样一来，紧张的氛围一直持续到波洛分析最后剩下的那个角色，并最终揭开这桩可怕谋杀案的真相。他对每个角色潜在关联的详细描述是如此引人入胜，以至于我们很容易忽视他所收集到的大部分信息都与案件无关。毕竟，只有关于真正凶手的故事才能解开这个谜团。

这与内科医生的工作方式何其相似。内科医生作为非外科医生，是普通内科学（GIM）的医学专家，他关注疾病并使用药物治疗。例如，内科医生包括肺科医生、胃肠病医生、心脏病医生、肾脏病医生和肿瘤医生。内科医生可以治疗糖尿病、心血管疾病、血液病、炎症性疾病，实际上是各种疾病，只要不动手术就可以。像赫尔克里·波洛一样，内科医生喜欢用列表来解决问题。波洛对犯罪进行分析时，一开始会询问："发生了什么事？"内科医生从患者的主诉切入，询问："你哪里不舒服？"然后他们都将问题提炼出来，在有限而明确的潜在罪魁祸首中寻找答案。波洛思考哪些在场的人可能犯了谋杀罪，而内科医生思考可能引起主诉的原因。这在医学上被称为鉴别诊断。阿加莎常通过限制犯罪现场的人数来让波洛轻松制定名单，同样，内科医生也不会再像以前那样在鉴别诊断时遇到困难。医学在过去的50年中取得了巨大的进步，对于大多数的主诉和毛病，很容易在手册、摘要文章、医学文献或互联网上查找到可能的原因。因此，内科医生很快就可以得出一张鉴别诊断的列表。

然后就该分析证据和线索了。波洛进行审讯和调查，并在必要时让其他人予以协助。内科医生也问他的患者问题，不仅是他目前的主诉，还有他的一般健康状况、他的病史和家庭情况。医生查看患者，进行一些辅助检查——例如验血或X射线——如有必要，还会向另一个领域的专家寻求建议。从本质上讲，波洛和内科医生一样，关注的是所有潜在的犯罪者，而不仅是最可疑的那个。

最后，他们必须排除不可能的罪犯。他们密切关注每个嫌疑人，判断他或她是否可能有罪。他们会彻查整个清单，直到只剩下最后一个——最为可能的那个。对于侦探而言，这个答案是主要嫌疑人；对于内科医生来说，它被称为"临床诊断"。在波洛的故事中，基于概率排除后可能得出非常惊人的结论。例如，在《东方快车谋杀案》中，所有在场的人都是有罪的，而在《尼罗河上的惨案》中，受害者本人就是有罪的一方！

外科医生不理解这种工作方式。他们的推理通常更加务实和线性。女人来自金星，男人来自火星，有时在外科医生看来，内科医生生活在一个完全不同的宇宙中，离地球的逻辑十万八千里。比如，当一名患者没有了任何症状应当出院时，内科医生却要求外科医生"除外肠梗阻"，只因为放射科医生在患者的腹部计算机断层（CT）扫描中看到了可能解释为肠梗阻的影像，此时外科医生可能感到非常火大。对于内科医生来说，这样的结果会扰乱他的列表，因此必须由外科医生来排除。然而对于外科医生来说，这显然是胡说八道。很明显，他不可能仅仅出于怀疑而对没有症状的患者进行手术。

相对地，内科医生同样会被外科医生激怒，当外科医生为疑似急性阑尾炎的患者进行手术时，发现有炎症的是小肠而不是阑尾。小肠的炎症不应用手术治疗，而应用药物治疗。但是外科医生坚持他的手术决定，因为他认为患者病情危重，并且可能患有危及生命的腹膜炎。内科医生可能会反驳，阑尾炎的诊断本身就值得怀疑。比如，患者在炎症发生前已经腹泻一周，这样就不太可能是阑尾炎。

这种相互理解的缺乏，背后是演绎和归纳之间的哲学区别，这是两种通过逻辑发现真理的方式。从历史上看，演绎比归纳更古老，但两者都被卡尔·波普尔于1934年提出的"科学方法论"所取代。

在中世纪，人们普遍认为人类知识水平已经在古典黄金时代达到了顶峰。因此，内科医生和外科医生不加批判地将工作建立在希腊哲学家亚里士多德和罗马角斗士医师盖伦的智慧基础之上，而这两位拥有"后见之明"的人并没能为自己的论点提供切实的事实证据。在文艺复兴时期，科学家们再次敢于进行批判性思考，并从一般观察中得出自己的结论，这就是演绎。外科医生从一般观察中得知，腹膜炎可能是致命的，并且手术切除阑尾可降低其风险。从演绎的角度讲，在你怀疑患者可能患有阑尾炎的特定情况下，进行手术合乎逻辑。

在启蒙运动期间，也就是1个世纪之后，实验成为科学的重要基础。由特定的发现得出结论，这就是归纳。某种现象的迹象越多，则其可能性越大，反之亦然。如果CT扫描显示出肠梗阻的迹象，则可能成立诊断，但如果患者没有表现出症状，那么这种可能性减小，如果外科医生认为没有理由进行手术，可能性就更小了。

之后卡尔·波普尔提出了"可证伪原则"和"科学方法论"。他认为，真理是无法被发现的。我们只能提出一个理论，它必须满足一个关键条件：该理论必须以一种可以被反驳的方式来形成。这构成了所有现代医学科学的基础。在日常临床实践中，"科学方法论"的工作原理如下：根据临床诊断，尽快为患者制定明确的治疗方案。这种临床诊断基于可证伪的现实理论。如果治疗没有达到预期的效果，则必须批评性地审视这一诊断。然而，为了得出临床诊断，演绎和归纳都不能抛弃。

诊　断

对患者病情的了解主要包括3个要素。首先，医生会询问患者的就诊史、目前的主诉（症状）和用药情况。这被称为"病史"（anamnesis），来自希腊术语，意思是"记忆"。其次，医生还会询问患者家属所患的疾病，并可能向其他人询问患者情况（他人代述），例如，生病孩子的父母或者交通事故发生时的旁观者。再次，了解病史之后是体格检查，医生会摸、闻、看、听和量。看被称为视诊，摸为触诊，敲为叩诊，用听诊器听为听诊。医生会用食指触诊直肠，这被称为直肠指检。他用灯来测试瞳孔的反射，用锤子测试肌腱的反射，用耳镜来查看耳道，用检眼镜查看视网膜，用锋利的针或音叉测试不同的感觉。医生的鼻子也是一种重要的工具。有时医生甚至可以通过气味准确地确定脓液、伤口感染或体液的性质及成分。医生还可以要求做辅助检查，例如验血、显微镜检查或影像学检查。影像学检查可以是X线片、造影剂检查或CT扫描。其他的还包括磁共振成像（MRI）扫描、多普勒彩超、超声和双功彩超。最后，有时可以通过同位素扫描，利用放射性来识别疾病，这被称为闪烁扫描法。

如果说赫尔克里·波洛是归纳大师，那么世界文学中另一位伟大的侦探——夏洛克·福尔摩斯就是演绎大师。福尔摩斯以完全不同的方式解决他的案件，正如外科医生与内科医生得到临床诊断的方法不同。夏洛克·福尔摩斯身材高瘦，外表凌厉。他几乎不吃东西，但因此不停吸烟。他在雾气弥漫的伦敦解开谜题，如同幽灵一般被秘密笼罩。他成功的基础是头脑中各类知识的巨大储存库。他研究水手文身的含义，了解英格兰各地土壤的颜色和成分，还知道每种报纸使用的字体。这些是他进行演绎所基于的一般事实。福尔摩斯方法的优势来自观察。他说："这个世界充满了显而易见的东西，却没人去观察。"他精神上的父亲以及创造者——亚瑟·柯南·道尔，也是一名医生。福尔摩斯通过演绎来比较他观察到的和他所知道的。他在不停的观察中一路前进，又因为擅长此道而很少需要考虑其他可能或改变策略。因此，他的方法比波洛更有效率、更直接，但也更冒险，因为成功与否取决于他观察到和知道的多少，这就是他独自工作的原因。他确实有一个同伴——他的朋友华生医生，但福尔摩斯更多地把他视为一个学生，不指望他带来什么帮助。柯南·道尔之所以描写华生，似乎纯粹是为了让侦探寂寞的思想转化为对话，以便于读者理解。

很明显，演绎完全取决于侦探或外科医生的想法。相比之下，归纳要复杂得多，但也更加透明和客观。夏洛克·福尔摩斯不能对他的演绎中许多细节加以说明，只能在最后解释整个事件，因为他的冒险几乎总是以成功作结。包括外科医生在内的医学家们不能允许自己享受如此的奢侈。在伦敦的大雾中，高深莫测的福尔摩斯总能智胜犯罪分子的时代已经过去。现代的外科医生不再将自己视为能够决定患者诊疗质量的唯一专家，对于复杂的病例，越来越多地进行多学科探讨，由来自不同学科的专家进行分析，才能做出完全合理且记录在案的决策。演绎的时代即将过去，谁知道呢，也许外科医生和内科医生在不太遥远的未来将会相互理解。

但有一件事永远不会改变。一旦外科医生站在手术台上，手术刀在手，他完全是独自一人，从那一刻起他所做的一切，在患者身上发生的一切，都是他个人的责任。因此，你一定要知道你在做什么，根据概率来治病无助于提升你的良知。

并发症

大师与伊朗国王：穆罕默德·雷扎·帕拉维

第二次世界大战期间，德国女演员兼歌手玛琳·黛德丽用一首动人的歌曲——《我从头到脚为爱而生》(*Ich bin von Kopf bis Fuß auf Liebe eingestellt*) [1]——温暖了许多前线士兵的心。"想想她的腿有多么修长"，这可不是句寻常的话。甚至有人声称，她拥有世界上最美丽的一双腿。照片中的她常常手中夹着香烟，脸上带着那种著名的性感表情。而这些香烟，最终导致了她美丽双腿中的动脉堵塞，黛德丽不得不请血管外科医生进行手术。在她的眼里，只有一个人够格在她举世闻名的双腿上施展魔法：迈克尔·狄贝基。

血管外科医生是专门研究血管尤其是动脉的外科医生。在 20 世纪早期，一名法国外科医生亚历克西·卡雷尔独自设计并试用了连接动脉和静脉的血管外科技术。卡雷尔的贡献对普通外科学的进步非常重要，因此他于 1912 年被授予诺贝尔生理学或医学奖。血管外科手术的条件非常特殊。由于血管相对较小，手术中使用的针和线也比在身体其他部位所使用的要小（细）。一旦血管被切开，血液会立即喷出，因此必须暂时将血管夹紧。但是夹子不能夹得过久，以防止肢体或器官长时间缺乏血供。此外，血液一旦停止流动，就可能会凝固。即使血管被缝合起来后，血液再次流动，血管壁上缝合处产生的血凝块也可能再次堵塞血管。健康的血管对器官和身体其他部位的生存至关重要，血管手术通常会带来更大的紧迫感，一次成功的手术更像是

---

1 英文名为 *Falling in Love Again*（*Can't Help It*）。

一次抢救。难怪这位血管外科医生被视为国际英雄，在20世纪受到众多名流的推崇。

血管外科手术方兴未艾，激动人心，开辟了通向终极器官——心脏的道路。心脏外科手术的发展，让外科世界产生了无所不能的感觉，在1967年达到最高峰时——克里斯蒂安·巴纳德在开普敦首次成功进行了心脏移植手术——可以与两年后人类第一次登月相提并论。休斯敦卫理公会医院的心血管外科医生迈克尔·狄贝基一直处于这些发展的中心。他进行了开创性的工作，参与了第一颗人造心脏的开发。他是一种罕见疾病——主动脉夹层治疗的先驱，这是血管外科中一个非常复杂的问题。主动脉是人体中的大动脉，起源于心脏，其内膜撕裂会导致主动脉夹层。血液在高压下从裂口进入到主动脉内膜和外膜之间，使得二者分离得越来越严重。这不仅非常痛苦，而且还威胁到大脑、手臂以及身体其他部分的血液供应。狄贝基的手术使得这个重大问题的解决成为可能。

狄贝基被誉为"大师"。他（以及他的绰号）享誉全球，这得益于他最著名的患者——前英国国王爱德华八世。国王于1964年秘密前往美国，由狄贝基进行手术。像黛德丽一样，爱德华也是一个老烟枪——事实上，大多数血管外科的患者都是。当时爱德华已经70岁了，这种血管手术在那个年代还有生命危险。但他并没有对媒体透露任何细节，只说："我来看望大师。"32年后，1996年，当时任俄罗斯总统鲍里斯·叶利钦需要做5支冠脉搭桥手术时，他显然不完全信任他的俄罗斯心脏外科医生们，而让这位时年87岁的大师从美国飞过来协助他们。叶利钦称狄贝基是"魔术师"。这些狄贝基的名流患者——比利时国王利奥波德三世、约旦国王侯赛因、好莱坞明星丹尼·凯和杰里·刘易斯、超级富翁亚里士多德·奥纳西斯，美国总统肯尼迪、约翰逊和尼克松，以及南斯拉夫领导人铁托——一定赞同这个观点。即使迈克尔·狄贝基并不是个谦虚的人，他非常享受名利给自己带来的乐趣，也无损于他的名声。

因此，当伊朗末代国王穆罕默德·雷扎·帕拉维在1980年需要进行脾脏切除术时，在他的眼中，这个星球上只有一位外科医生可以做到这一点。实际上，作为心血管外科医生，狄贝基与脾脏并无关系，显然这对医生和他尊贵的患者都不够合适。

给国王进行治疗的是法国肿瘤学家乔治·弗兰德林教授，他跟随国王在不同国家之间辗转。肿瘤学家是普通内科——而不是外科——中专门治疗癌症的专家。国王不断出现贫血和疼痛，更糟糕的是，还患上了胆囊感染。他在纽约接受了胆囊切除术。美国外科医生证实，他的肝脏由于他的恶性疾病而肿大，脾脏更甚。肝脾肿大是一个医学术语，字面意思是肝脏和脾脏同时增大。脾脏增大意味着他的血细胞不断被破坏，也是造成他疼痛的原因。虽然他的入院导致了外界的示威和骚乱，他和他的家人在美国不再安全，可他的胆囊手术恢复得相当好。他的胆结石问题已经解决，但这对他的病没有帮助。他的疼痛和虚弱与日俱增，是时候切除他巨大的脾脏了。

不久之后，美国驻德黑兰大使馆发生了人质事件，总统吉米·卡特希望尽快摆脱他的这位高级客人。国王和他的妻子法拉赫迪巴王后前往墨西哥、巴哈马和巴拿马，但他们所到之处都充满着引渡的威胁。这种情况下不可能进行手术。只有埃及的萨达特总统愿意为他的老朋友提供庇护所和医疗服务，1980年3月，国王抵达开罗的马迪军事医院。5天后，狄贝基带着他的几名助手、一名麻醉师以及一名病理学家来到这里。3月28日，两名外科医生——狄贝基和埃及的福阿德·努尔为国王进行了切除脾脏的手术。国王的妻子和长子通过与手术室连接的电视观看了手术直播。手术进行得很顺利，根据狄贝基的说法，国王的脾脏和美式足球一样大。

脾脏在体内的作用相对较小，如果有必要，切掉它也不要紧。它通过过滤掉陈旧血细胞，起到维持血液质量的作用，特别是在年轻的时候，它是身体免疫系统的一部分。当你在跑步或者咯咯笑的时候，有时会在脾脏附近有一种奇怪的感觉，因此老普林尼认为脾脏的功能与这些活动有关。在16世纪有两次可考的脾脏切除术。据记录，1549年，阿德里亚诺·扎卡雷利在那不勒斯切除了一名年轻女子的脾脏；1590年，同样是在意大利，弗朗西斯·罗塞蒂据称切除了半个脾脏。然而，这些手术不太可能真的摘除了脾脏，因为直到1809年，患者首次存活下来的腹部手术才出现。更可能的情况是，这两次手术中的"脾脏"都是由于深部皮下挫伤造成的大的血凝块。这种血凝块可以与脾脏非常相似，具有相同的颜色和相同的坚实质地，这就可以解释为什么两位意大利人会认为他们去除的血凝块是脾脏。第一次真正成功的脾脏切除术是在1876年，由朱尔·埃米尔·贝昂在巴黎进行，切除的是一个20岁女人的脾脏，重量超过1 000克。

只要你遵守规则，脾脏切除术就没有那么困难。这个手术可以在外科医生培训的第三或第四年学到，有几个注意事项需要关注，但脾脏本身相对明确。它在正常情况下只有半个牛油果大小，看起来有点像伞菌，进出脾脏的血管位于一侧，类似于伞菌的茎。但它深藏于腹腔的左上方，很难找到。你必须把手伸进腹腔，深过腕部，才能找到它。脾脏很脆弱，如果你把它牵拉得太厉害，它就会撕裂，产生严重的出血。一旦脾脏破裂，很容易因为血液充满视野而找不到它，所以必须不惜一切代价避免这种情况的发生。外科医生教授这个手术时，还会给出最后的警告：注意胰腺的尾部！

胰腺是一个细长的器官，德语描述其为腹部的唾液腺。然而，胰腺产生的消化液远比唾液更具侵略性。例如，胰液能消化我们食物中的肉。胰腺的尾部沿着脾脏的血管走行，甚至可以延伸到脾门。如果你将应该夹在脾脏血管上的夹子放得稍远了一点，不仅会去除脾脏，还可能去除一块胰腺。这非常危险，因为胰液可能泄漏到腹腔，逐渐消化身体组织，产生脓液。对于正常的脾脏，一般来说很容易正确夹住血管并分离胰腺。但是切除国王的脾脏特别困难，因为它实在是太大了。

努尔问狄贝基："胰腺的尾部不是夹在夹子里了吗？"但是狄贝基挥挥手，没有理会他的埃及同事的观察结果，用粗结扎线扎住了夹子下的组织。努尔小心翼翼地建议，至少留下一根引流管，让多余的液体流出腹腔，以防万一，但狄贝基认为没有这个必要，直接缝合了腹腔。他摘下手套时，得到了观众的掌声。切下的脾脏重达1 900克。在脾脏以及切除的肝组织中找到了癌细胞。不幸的是，显微镜也在其中发现了胰腺组织……

手术后第3天，患者左肩背部开始疼痛，并出现发热。但是，手术的伤口很快愈合，国王能够在医院的花园里行走，狄贝基去了休斯敦。在那里，他坦然地像英雄一样接受采访，而他远方患者的病情正在慢慢恶化。高烧不退让国王感到筋疲力尽，他几乎感觉不到疼痛了，整天躺在床上。

发热日复一日地持续了几个月。国王接受了输血和抗生素治疗，一群美国医生来来去去，但狄贝基仍然待在休斯敦，有人将拍摄的X光片寄给了他。他猜测国王的左下肺有炎症，于是进行了支气管镜检查——一种非常不舒服的气道检查——但没有发现问题。参与国王治疗的专家们完全失去了重点，而在巴黎跟进进展的弗兰德林教授惊异万分：难道就没有人看到患者膈肌下面的那个脓肿吗？

这是手术中常犯的典型错误：腹腔感染会引起发热和腹膜刺激，除非感染位于膈肌下方，此时唯一的症状是发热。"膈肌下方"的医学术语是膈下。因此膈肌下聚积的脓液被称为膈下脓肿。当患者腹腔发生感染时，腹膜受到刺激，会产生剧烈的疼痛，即使最轻微的运动也会使疼痛增加，每位医生都应该发现这么明显的征象。但如果受到刺激的仅仅是膈肌而不是腹膜，则不会出现这些指向性的症状。患者只会发热，或许还有呃逆或肩部疼痛。弗兰德林注意到了这一点，他甚至都不是外科医生。连肺部的X光片都符合这个推断。他决定采取行动，乘飞机到埃及，开始与所有人争论。他让另一位外科医生——皮埃尔·路易斯·法尼兹从法国飞过来。7月2日，法尼兹在国王腹部左上方做了一个小切口，从腹腔中引流出了1.5升的脓液。由此可见，这3个月以来他的膈肌下方一直有一个巨大的脓肿。术后他立刻感觉好多了，能够四处走动，食欲也恢复正常，又开始关注国家事务。然而，3周之后，情况急转直下。他的血压下降，人变得苍白无力，失去了意识。他被输了血，但没有进行手术。1980年7月27日，国王出人意料地死于内出血，享年60岁。

他所患的是瓦氏巨球蛋白血症，一类罕见的、不太凶险的非霍奇金淋巴瘤，可在肝脏和脾脏中发展。然而国王的死因并不是它，而是狄贝基在脾脏切除术中造成的胰腺损伤。这次并发症是医源性的，即由医生引起。胰腺的尾部被切除后，胰液从切口中泄漏，导致脾脏移除后膈下的巨大空腔发生感染，充满脓液。具有侵袭性的胰液侵蚀了脾动脉壁，导致上腹部动脉突然出血。

这个事件清楚地显示了术后并发症如何危及生命，但不一定都是致命的。如果能及时诊断并采取正确的措施，大多数并发症都可以被成功治疗。只有当持续时间太长，或者一个并发症导致了另一个的发生，才会危及生命。在伊朗国王的案例中，这两种情况都发生了。胰腺受损，导致脓肿产生；治疗得不及时，发生出血，最终导致不幸的患者死亡。

发 热

人类、其他所有哺乳动物以及鸟类都是温血动物。我们的身体不断消耗能量，使体温保持在37℃左右。我们的体温调节中枢深埋在大脑的下丘脑中。一种由炎症释放的，名为白介素-6的蛋白质可以破坏它。发热是由体温调定点提高引起的，此后身体更加努力地保持温暖，并感到寒冷。下丘脑将这个不正确的信息传递给大脑，这样我们就会感到很冷，即使事实并非如此。我们开始发抖和寒战，同时体温调节中枢升高了我们的体温。一段时间过后，白介素-6的影响降低，这个过程就会发生反转：温度下降，我们的身体觉得过热，并开始出汗。发热是否有其作用，目前尚不清楚。我们是应该任由它自然发展、发挥我们尚未得知的作用，还是应该对抗它，尽量降低患者的体温？发热总是有原因的，但有时很难找到。不同的炎症导致不同的热型。病毒感染常导致超过39℃的高烧，而细菌感染引起的发热常在38～39℃。化脓性细菌感染造成有张力的脓肿，也会出现短峰高热（弛张热），特别是在傍晚。如果是脓液引起的发热，只有在去除脓液后才会消失。结核病发热不明显，但会导致大量出汗，尤其在夜间。伤寒感染会产生一种典型的热型，称为"稽留热"。膀胱感染则不会导致发热。

迈克尔·狄贝基十分高寿。2006年12月31日，97岁高龄的他出现胸痛，他几乎接受了自己将死于心脏病发作的事实。但当他注意到，胸痛持续而自己还活着的时候，这位主动脉夹层手术之父意识到自己患的正是此病。他成为接受这种由他自己设计的复杂大手术中最年长的患者，他在这场磨难中幸存了下来。两年后，在即将满百岁之时，他安详地去世了。

由他设计的特殊镊子——狄贝基镊，至今仍在全世界广泛使用。狄贝基确实是一位伟大的外科医生，也是世界各地许多同行的榜样。但显然，再伟大的外科医生有时也会犯错误。毕竟，并发症是手术的一部分，无论你多么伟大，都无法将其风险排除在外。

玛琳·黛德丽也很长寿。她于1992年在巴黎去世，享年90岁，多亏了狄贝基，她的双腿一直很健康。

14 播散

两位音乐家与他们的大脚趾:
卢利和鲍勃·马利

直到19世纪,指挥家们才开始使用如今我们所熟悉的指挥棒。在这之前,他们会站在管弦乐队前方,手持一根顶上带有一个滑稽的装饰球的指挥长杖,打着节拍。这让人联想到行进乐队中在队伍前方挥舞着权杖的指挥。在凡尔赛宫为法国国王路易十四服务的宫廷作曲家——让·巴蒂斯特·卢利,在指挥时也会使用长杖。1687年1月4日那个星期六,他在用他的指挥长杖在地板上击打节拍时,遭遇了一场悲惨的意外,77天后,他因此丧命。

巴洛克时代正处于鼎盛时期。凡尔赛宫是世界的中心,而卢利正是其中巴洛克音乐和法国歌剧的大师。2个月前,他的雇主太阳王(路易十四)刚刚在一场肛门手术中幸存下来。卢利将在新年伊始表演《感恩赞》(*Te Deum*)以庆祝国王的康复。为了这个特殊的场合,他将这首最初创作于1677年的神圣颂歌改编为一首权威的杰作。这首歌计划于1月8日星期三在巴黎为国王和大量观众演出,在演出的前一个星期六进行了最后的排练。小号声和钹声回荡在空荡荡的教堂里,还有由50位演奏者以及100多位全国最好的歌手组成的合唱团。站在他们面前的是卢利,他的指挥杖比他自己还要高。

巴洛克音乐的一个典型特征是通奏低音,这是一种主调和声织体,形成整部作品的基调。演奏者们有一定的即兴发挥空间,但卢利会尽可能地干预对于自己作品的演奏,尤其是在排练时。我们可以发挥一点想象,他站在那里,用他那根巨大的指挥杖激情地击打着通奏低音的节拍,不时地敲击地面来引起演奏者们的注意。突然，他戳到了自己的脚趾。让·巴蒂斯特是咬紧牙关继续指挥，还是痛苦地尖叫出来，演奏家和合唱团是沉浸在雄伟的音乐中而没有注意，还是爆发出笑声，我们都不得而知。或许《感恩赞》的最后一次排练被打断了，痛苦尖叫的卢利被抬下了舞台。无论如何，1月8日的演出照常进行，由卢利主持，并且大获成功。后来，有人看见他一瘸一拐地朝马车走去，在接下来的几天里，他的大脚趾发生了感染。卢利发了高烧，他的妻子请了一位医生——艾略特先生，医生建议他截去脚趾以防止坏疽，卢利拒绝了。

感染缓慢从脚趾蔓延到脚，从脚蔓延到腿。此时截肢仍然可以挽救他的生命，卢利一定明白这一点。然而，他忽视了艾略特医生的明智建议，却让一个开价7万法郎的江湖骗子为自己治疗。一开始，他有所恢复，但很快再次发烧。到了这时，那个骗子已经把钱卷走了。

为什么卢利会拒绝可以挽救他性命的截肢？是因为太过自负，不能忍受失去一条腿吗？卢利不仅是歌剧和芭蕾舞的创作者，同时还是演奏家、演员、舞蹈家和编舞家。他是一位顶级艺人，不仅是在舞台上。他是一位出身卑微的意大利人，在法国从一个小小的吉他手打拼成社会名流。他是一位受人尊敬的作曲家、丈夫和父亲，也是太阳王的私交好友。他还是巴黎同性恋圈子里颇受欢迎的一位人物，他用自己的艺术以及一系列大大小小的丑闻，活跃了17世纪的法国。如果只有一条腿，他的事业、他的快乐和他的地位都将被抹杀。

还是说，卢利只是鲁莽地低估了情况的严重性？77天对于致命的感染来说是相当长的一段时间。因此，不可能是气性坏疽，至少在开始时不是，气性坏疽会像野火那样蔓延，如果不截肢，3天内就会死亡。卢利所患的一定是一种更简单的感染，病菌侵袭性更小，传播得更慢，症状更轻微——轻微到卢利没有感觉到危险。

　　从事件的描述可以看出，其原因是脓肿引起淋巴管炎和血液中毒，或者是从局部（脚趾）开始的进行性感染，进展为区域性（腿部），再之后是系统性（全身）。这种传播过程称为播散。脓肿本质上是含有脓液的封闭感染。什么是脓液，以及脓液如何产生，已经在前文阐述过。它是坏死组织、死亡的白细胞和细菌混合而成的"汤"，从感染的开放性伤口流出，质地黏稠，呈米黄色，散发臭气。但它也可以在皮肤之下的身体更深部发展。脓液无法流出，压力增高，就会导致脓肿形成。大多数情况下，对于开放性伤口和闭合性脓肿，脓液中的细菌是链球菌或葡萄球菌，它们存在于我们自己的皮肤上。如果有脓肿形成，细菌一定是以某种方式进入到皮肤下的深层组织中。这只可能通过伤口发生，我们称之为进入口。它可能是你踩到的钉子，或被狗咬伤，发炎的皮脂腺或汗腺，向内生长的毛发，瘙痒或湿疹引起的伤口，也可能是皮肤上的裂缝。对手指和脚趾来说，甲小皮的损伤可以成为细菌的进入口，卢利的脚趾可能就是这种情况。

　　此外，卢利的袜子中也满是链球菌和葡萄球菌。在17世纪，没有每天换洗衣服这回事，法国宫廷也不例外。假发、香水和花露水这么受欢迎也就不奇怪了。他们必须用这些东西掩盖没洗的头发、身体和衣服的恶臭。直到100年以后的拿破仑时代，对卫生的理解才渐渐出现，下水道的铺设和提供人们清洗自己身体和衣服的设施开始普及，这一习惯当年与罗马人一起从欧洲消失了。很难想象，太阳王的宫廷生活本来是多么肮脏。卢利汗湿的袜子无疑为细菌提供了理想的滋生土壤。

　　当脓肿形成，皮肤下细菌起初只会引起炎症。皮肤肿胀起来，变得温暖、紧张、发红、疼痛。但随后，细菌在炎症中击败了炎症细胞，产生脓液。此时，感染正在成熟。越来越多的脓液推挤周围的组织，身体试图通过形成结缔组织或瘢痕组织来阻止这一过程。于是脓液被脓肿壁包裹起来，暂时停止了感染的进一步发展。但因为脓液没有血流，免疫系统无法对抗它，抗生素也没有效果。患者出现严重发热，脓液积聚处摸起来就像一个硬球。如果你将两根手指放在肿胀处，一根手指向内推时，另一根手指被推向外，你就能确定其中充满了液体，这在外科中被称为波动感。如果肿胀处有波动感，说明感染已经成熟，可以切开。

如果切开脓肿壁，让所有脓液流出，那么脓肿壁就有可能像正常的开放性伤口一样二期愈合，这一过程称为切开引流。如果脓肿没有得到及时引流，细菌最终会突破脓肿壁并释放到周围组织中。这会导致皮下脂肪组织的感染，称为蜂窝织炎。

皮下组织中存在交错的微管，它们当中流动的不是血液，而是被称为淋巴液的组织液。这些微管就是淋巴管，其中最小的被称为毛细淋巴管。淋巴管炎发生在这些微管中，感染沿着淋巴管发展，可以在皮肤表面看到一条从脓肿处出发的红线，这条线每天都会变长。

淋巴管汇集于淋巴结，这是一些直径不到半厘米的腺体，聚集在一起成为淋巴管网络中的枢纽。最靠近脚趾的一组淋巴结位于腘窝，其次一组位于腹股沟。感染导致淋巴结肿胀，可以很轻易地从外面摸到皮肤下方的小硬块，第一天在腘窝，第二天在腹股沟。从腹股沟开始，淋巴结在腹部后方继续向上，最后在胸腔汇入血液循环。

没有抗生素，淋巴管的感染——淋巴管炎，将不可避免地导致血液中毒，因为大量的细菌将最终进入血液。这些细菌感染会在其他器官中形成脓肿，如大脑、肝脏或肾上腺。整个过程将在这些脓肿中再次开始。患者是否能够幸存下来，很大程度上取决于他的一般健康状况。健康的个体拥有健康的免疫系统，能存活更长时间。卢利能够坚持77天，一定是个健康的人。

卢利的腿最终变得又黑又绿。他派出一名公证人来起草他的遗嘱，然后让一位牧师听取他的忏悔。在他临终之际，这位10个孩子的父亲，曾与许多男人淫乱的人，作了一曲 *"Il faut mourir, pécheur, il faut mourir"*（现在是时候死去了，罪人，是时候死去了）。卢利于1687年3月22日去世。

屏 障

任何生物生存的一个重要条件，是能够在自身与环境之间保持一道屏障。这需要能量，对动物来说就是需要持续的氧气供应。活细胞只有在其细胞膜完整时才能存活。复杂的多细胞动物，如人类，也有保护其抵御外界的屏障，如外面的皮肤、内部的黏膜以及其间的免疫系统。只有当癌细胞打破这些屏障时，癌症才能发展。在我们的身体中维持屏障的一个很好的例子是胰腺，它可以消化肉类，但由于其自身的屏障，它不能消化自己。胃黏膜，即胃的黏膜层，甚至可以产生纯盐酸，但自身对其有抵抗力。当活的病原体突破屏障时，就会发生感染性疾病。这可能是皮肤或黏膜上的开放性伤口，或是血液供应不足造成的。后者导致身体组织中缺乏氧气，不再能够产生足够的能量来维持其屏障。物理损伤和缺氧是导致屏障受损的主要机制。了解这些机制是解决现代外科学所面临挑战的基础——在手术中尽可能去修复手术刀所破坏的屏障。也就是说，手术切口周围区域的组织必须保留足够的血液供应，以及，虽然伤口是开放的，但必须保持其中没有活的病原体。

3个世纪之后，另一位伟大的音乐家也死于脚趾的疾病。这个男人的音乐比卢利还要有影响力。他是一种全新类型音乐之父，虽然他全部的音乐作品加起来仅有几个小时。他也曾拒绝切断他的脚趾，尽管切断脚趾可能会挽救他的生命。但是，对他来说，他拒绝的理由不是骄傲或虚荣，而是他的宗教不允许。而且，像卢利一样，他也曾在没能挽救他生命的庸医那里寻求帮助。

一切开始于脚趾的疼痛。他不记得曾在任何地方踢到过它。起初，他可以通过吸食大麻缓解疼痛。他一度以为是踢足球时伤到了脚趾，但疼痛并没有自行消失。医生诊断出脚指甲下面有一个肿瘤，于是做了一个小手术切除，并在显微镜下检查。事实证明，他得了恶性黑色素瘤，一种来源于黑色素细胞（皮肤中的色素细胞）的侵袭性皮肤癌。医生建议他截肢，但他拒绝了这个建议，决定通过绝食、吸烟和草药来应付这场病。两年来，他忽视了自己患病的严重程度，即使在其他部位也出现了症状。脚趾的癌症已经扩散到全身。最终，他的症状变得非常严重，他再也无法忽视自己行将就木的事实。他用他最美丽的作品之一——《救赎之歌》，表达自己已经接受了这种命运。

鲍勃·马利在德国一个骗子的诊所里度过了生命中最后的8个月，这个骗子认为可以通过特殊的饮食和"全能"注射剂来治愈马利，而此时癌症已经扩散到他的肺和大脑。当马利感到大限将至，他想死在自己家里。在从德国飞往祖国的航班中，他的情况进一步恶化。到了佛罗里达州，由于他病得太重，以至于无法转机去牙买加。1981年5月11日，确诊3年后，他在迈阿密的一家医院去世。他所信仰的拉斯特法里教禁止用截肢亵渎身体，该教的重要特征是避免所有与死亡的联系，比如，致命的疾病。马利享年36岁。

当身体被癌症侵袭，肿瘤细胞的扩散方式如同感染时的细菌。这两种情况都是由局部的病变进展为区域性的，最终影响到整个身体，扩散的机制是相同的。在癌症中，这个过程被称为转移，其字面意思是"移位"。癌症具有3种恶性特征。第一，肿瘤细胞通过离开其原始位置来逃离身体的控制机制。它们能够越过其他健康的身体细胞，这就是侵袭性。肿瘤细胞侵袭的远近，是衡量疾病进展阶段的标志之一。第二，肿瘤细胞的生命周期也能逃避身体的控制机制。它们肆无忌惮地增殖，数量不断增长。第三，肿瘤细胞失去了其起源细胞的特性。越是难以识别的肿瘤细胞，其表现就越恶性。

尽管肿瘤细胞在身体中扩散的方式与细菌感染相同，但它们的速度要慢得多。卢利存活了77天，而马利存活了3年。这两种疾病都是从局部开始，入侵者成功地穿透了身体的屏障。细菌需要等待机会通过受损的皮肤或黏膜进入体内，而肿瘤细胞则主动强行穿过仍然完好无损的屏障。在感染或癌症这两种情况下，身体受到攻击，细菌或肿瘤细胞以快速增殖的形式对身体组织产生活动性损害，从而引起身体的反应。免疫系统试图对抗这种攻击。白细胞、抗体以及巨噬细胞（清除组织损伤的细胞）能够对抗细菌和癌细胞。在这个阶段，攻击仍然是局部的，局限于感染或肿瘤的起源处。手术切除病源就可以阻止这种攻击。含有坏死组织的感染伤口可以被切掉，脓肿可以切开引流，肿瘤可以被切除。

像细菌一样，肿瘤细胞也可以沿着淋巴管播散到淋巴结。在极少数的皮肤肿瘤中，可以用肉眼看到癌症通过淋巴管的扩散，就像淋巴管炎中可见的皮肤上的红线一样。我们可以想象，癌症就像一只螃蟹：肿瘤是身体，而淋巴管中的播散是腿。这就是"癌症"（cancer）这个名字的来源——拉丁文中的"螃蟹"。然而大多数情况下，癌症的传播无法用肉眼看到。

沿淋巴管扩散的肿瘤细胞会被淋巴结捕获，其作用类似于过滤器。肿瘤细胞在淋巴结中长大成为肿瘤。此时肿瘤的侵袭不再是局部的，而是区域性的。在这个阶段，可以摸到肿大的淋巴结。和卢利一样，鲍勃·马利首先会在腘窝注意到这一现象，之后是腹股沟。原位肿瘤的全切不再有效，而是需要区域切除——也就是说，将受累的淋巴结和肿瘤同时切除。这在外科学中被称为根治性切除术。医学术语"根治性"来自拉丁语radix（根），意思是"斩草除根"。由于事先并不知道淋巴结中是否含有肿瘤细胞，最好在术中将它们全部清除。癌症的手术切除必须是完全的（不遗落任何肿瘤）和根治性的（不遗落与肿瘤相关的任何淋巴结）。抗生素可以治疗区域到局部的大部分感染。对于某些癌症，化学治疗和放射治疗也可以达到类似的效果。

一旦入侵者侵入循环系统，它们就会扩散到其他器官。这被称为"远处转移"。疾病到了这个阶段，通常不能再用手术治疗了，只有抗生素（用于感染）和化疗（用于癌症）才可能有效。

我们以TNM分期系统为基础，在局部、区域和系统层面对癌症的阶段进行分类。T代表肿瘤。T1是肿瘤的最早阶段，T3期的肿瘤突破了所在器官的屏障，T4意味着肿瘤已经穿透了相邻器官的屏障。在大多数情况下，全切手术都是可行的。外科医生必须预留出安全范围，切除肿瘤周围几厘米的组织。这是因为肿瘤细胞通常在微观上比宏观上侵袭得更远。N代表淋巴结。N0代表淋巴结没有被肿瘤细胞所累及，N1表示肿瘤细胞已扩散至最近的一组淋巴结。癌症到了这个阶段，仍可以通过根治性切除术治愈。N2通常意味着受累的淋巴结已不再能通过手术切除。M代表远处转移。M0表示没有远处转移，而M1表示远处器官受到影响。在某些情况下，例如肝脏、肺或大脑中，M1期癌症仍然可以通过手术治疗。

癌症的TNM分期不仅决定了患者的预后——患者还有多长时间可存活——而且还决定了治疗方案的选择。癌症的治疗可以有多种目的。根治性治疗旨在彻底、永久地消除患者的癌症。因此，可以考虑承担严重副作用或致残的风险。这种手术通常只能在早期进行。姑息治疗旨在通过限制疾病的进展，或抑制体内肿瘤细胞数量的增长，来延长患者的寿命。在这种情况下，必须在获得额外生存年限的收益与治疗的负面效果之间进行权衡。最后阶段的治疗——临终关怀，旨在使患者舒适地结束生命，而不再对抗疾病。

根据医生向鲍勃·马利提出的只截一个脚趾的建议，可以推测当时他的癌症仍然是局部的。肿瘤在他的指甲下生长，很快就会引起疼痛，这就解释了为什么他在最早阶段就发现了疾病。在这一阶段（T1N0M0期）手术切除恶性黑色素瘤可使患者五年生存率达到90%。但鲍勃·马利拒绝放弃他的脚趾，没能长寿，但他确实是一个传奇。

15 腹部

罗马人与腹壁成形术：
卢修斯·阿帕罗尼鲁斯·西亚努斯

　　在所有可能的生活方式中，西方的生活方式最有可能导致肥胖。肥胖是现代各种疾病的根源，如同流行病一样在世界各地传播。肥胖与Ⅱ型糖尿病、心血管疾病以及癌症之间都存在密切的联系。因此，西方的生活方式是医疗费用稳步上升的重要驱动因素。这种生活方式其实起源于古罗马。在当时，肥胖正和现在一样成为一个日益严重的问题，而且也和现在一样，年轻人尤为高发。罗马人发明了汉堡包，这也许起到了重要的作用。

　　处在公元后的第一个世纪，罗马充满了来自帝国各个角落的奢侈品，至少对于那些能够负担得起的人来说是这样的。城市中富裕公民的生活方式中，最为颓废的是他们的饮食习惯。罗马宴会上可以看到这样熟悉的景象：奴隶拿着水桶，用一根羽毛刺激桌子上斜倚着的客人的喉咙后方来引起呕吐反射，为下一顿大餐腾出空间。烤长颈鹿脖子、填馅大象鼻子、烤猪子宫、海豚肉丸、新鲜鹿脑和孔雀舌馅饼，都是这一时期真实存在过的菜肴。

　　年轻的卢修斯·阿帕罗尼鲁斯·西亚努斯一定享用过这些美食。他的体重严重超重。他的父亲——老阿帕罗尼鲁斯，是一位勇猛、经验丰富的野蛮杀手，他曾毫不犹豫地惩罚了在战斗中表现怯懦的一队步兵（处死了其中的1/10）。许多年前尤里乌斯·恺撒为罗马帝国攻占的这片区域，日复一日与北方的叛军相抗衡，日耳曼尼亚的生活与城市生活形成鲜明对比。这里的生活包括建造堡垒、进攻和防守，以及简单而贫乏的饮食，都是在当地可以找到或捕获的食物：橡子、兔子、野猪……因为这项工作，阿帕罗尼鲁斯在公元15年被授予罗马帝国的最高荣誉——参加罗马的凯旋游行。他的职业生涯自此腾飞，他担任了几个月的非洲领事，后来又当了总督，他曾直刺野蛮人面门的长矛被献给了诸神。对他来说，他肥胖的儿子急需改变生活方式。他应该成为一名战士，就像他的父亲一样。

只有一些间接证据证明父子间的这种冲突。老普林尼于公元78年出版的伟大的罗马百科全书——《博物志》（*Naturalis Historia*）一书中，提到了卢修斯经历的这场手术。在第十一册第15章中，关于脂肪组织，他写道："有记录表明，领事卢修斯·阿帕罗尼鲁斯的儿子通过手术去除了脂肪，使他从无法控制的体重中解放出来。"普林尼提及这场手术，来支持他所声称的脂肪组织"没有感觉"并且不含有血管的观点。他还明智地指出，超重的动物（他没有将人类排除在外）不会长寿。

在罗马帝国，这种手术肯定做了不止一次，因为在普林尼时代的几百年之后，在一个遥远的省份朱迪亚，有一名效力于罗马人的当地官员也做了这个手术。据《犹太法典》（第83b章）记载，这位患者是极其肥胖的拉比·以利亚撒·本·西蒙："他们给他用了睡眠药水，把他带到一个大理石房间，破开他的腹部，取出几篮子的脂肪……"这种手术的目的不是美容性的，而是功能性的。《犹太法典》中写道，以利亚撒腹部尺寸的减小，使得他的判断更少出于直觉，而更多出于理智。据称，脂肪还阻碍了他在性生活时的动作自由。

很难相信这些手术是真正切开腹壁，进入腹腔的开腹手术。许多世纪以前，希波克拉底曾写道，切开腹部一定是致命的，罗马人也知道这一点。公元前46年，罗马参议员卡托甚至选择将切开自己的腹部作为可靠的自杀方式。在长时间的冲突后，当他在非洲被恺撒逼得走投无路时，他决定结束自己的生命。在他被人发现在自己的卧室里时，还剩一口气。明知这样做不合适，一位医生还是缝合了他的伤口，但是当天晚上，卡托选择自己抽出了缝线，在日出之际死去了。此时距离人们能够成功完成腹部手术还有1 800多年。

第一次开腹手术

第一次成功的腹部手术（开腹手术），竟然是在麻醉发明和无菌观念出现前几十年进行的。美国乡村外科医生伊夫莱姆·麦克道尔于1809年的圣诞节在他位于肯塔基州丹维尔的家中客厅里进行了一场开腹手术，切除了一名44岁女性简·托德·克劳福德左侧卵巢的巨大肿瘤。女人唱着《诗篇》，让自己保持冷静。手术持续了半小时，患者恢复良好，健康且长寿，直至78岁时去世。麦克道尔一打开腹部，肠子就溢出到台子上，但他还是保持着头脑冷静。他写道，在手术过程中他无法将肠子塞回去，但在他移除了巨大的肿瘤之后，显然空间就足够了。如今，开腹手术是腹腔内所有器官的标准手术。腹部可以以各种方式打开：沿着中心线做垂直切口、水平切口、斜切口、弯形切口、V形切口、麦氏切口、科克尔切口、右下腹腹直肌外缘切口，或是普芬南施蒂尔切口。开腹手术可以应用于治疗腹部感染、胃肠道穿孔，切除肿瘤或治疗肠梗阻——食物和粪便通过肠道时发生阻塞。然而，开腹手术已经越来越多地被腹腔镜手术（腹部的微创手术）所取代。

当然，在战争时期，外科医生不得不处理大量撕裂的腹部和溢出的肠子，但这些不幸受害者的存活率非常低，以至于任何有自尊的外科医生在和平年代都不会考虑给患者造成类似的伤口。那么，腹部被打开究竟有什么危险，以至于成为外科医生这么长时间以来的禁忌？实际上，什么都没有。打开和缝合腹部与治疗其他的伤口没有什么区别。危险在于腹壁之下的复杂性。

简单的民间传说告诉我们，我们早期对腹腔的认知并不十分高明。在现实生活中，你不可能走进鲸鱼的肚子，几天后再走出来。你也不可能轻易地从狼肚子救出穿着睡袍的祖母、穿红色连帽斗篷的小女孩或者六只小山羊，再用石头填满肚子，最后缝起来。撇开别的不说，我们吃下的东西不会进入腹腔，而是进入了肠道。

胃肠道从本质上讲是一个从嘴到肛门的长管。长管的不同部位具有不同功能、结构和名称，但仍然是同一根管子。从口腔到咽部，然后是食道、胃、十二指肠、小肠、大肠（结肠），其中包括盲肠和阑尾，最后到达直肠。从胃到直肠，总长约9米的肠管折叠于腹腔中。整个肠管通过肠系膜连接到腹腔的后部。因此，胃和肠在腹腔内并不是完全游离的。血管行走于肠系膜中，进入肠道和胃。腹腔内还有其他4个器官：肝脏、胆囊、脾脏和网膜——大量的脂肪组织。如果是女性，还有子宫和双侧卵巢，只有这些。肠和器官之间有少量液体，但没有空气。腹腔与身体的任何天然孔道都不相通，所以它是无菌的。

腹腔几乎完全被肠道和器官填满，肠道直接紧贴在腹壁上。切开腹壁时必须非常小心，以免损伤肠道。但出于各种原因，这几乎是不可能的。腹腔压力很高，因为腹部的肌肉一直处于紧张状态。每侧有4块肌肉：腹直肌（左侧和右侧连在一起，更常被称为"abs"，即腹肌）垂直走行，腹外斜肌和腹内斜肌分别向下和向上斜向运行，腹横肌水平延伸。我们在站立、坐直，或弯腰时，都要用到这些肌肉。但当腹壁被切开时，腹部肌肉也会紧张，作为对患者疼痛、恐慌和挣扎的反射反应。因此，腹壁紧压在肠道上，使得手术刀很难避开它们。切口一旦切开，压力就会使肠子从伤口溢出，在你反应过来之前，它们就已经在肚子外面或是手术台上了。这当然给外科医生带来很大的困难。反向过程同样棘手，因为几乎不可能塞回一个有意识的患者的肠子，更不用说整齐地缝合伤口了。

在公元前3世纪，托勒密亚历山大的两名医生，埃拉西斯特拉塔和赫罗菲拉斯，被允许对被判处死刑的囚犯进行活体实验，来研究人体腹部的解剖结构。活体的腹部肯定压力很高，但当然，没有必要再将它们缝回去。那些不走运的受害者一定有着非常惨烈的遭遇，但也许其他折磨人致死的酷刑会比这还可怕。他们会注意到，切口的疼痛之后是腹膜的疼痛，腹膜衬于腹腔内壁，延伸到肠道和腹部器官周围。它含有神经纤维，一碰就会导致严重的恶心和干呕。每次碰到腹部内，你的患者就痛苦地尖叫并开始呕吐，你要怎么有效地进行手术？如果你在打开腹部时损伤了肠道，其中的内容物和所含的细菌都会溢出到腹腔内，患者会在几天内因腹膜炎死亡。所以你需要的是一个平静的患者，他没有任何感觉，腹部肌肉不会紧张，也不会开始呕吐。当然，外科医生也要懂得卫生，而且不会伤到肠子。

在《犹太法典》的故事中，拉比·以利亚撒做手术所用的特殊大理石房间，可能暗示了当时人们认为的手术所需的基本卫生条件。但这肯定不会达到腹部手术所必需的环境清洁标准。手术前给拉比的睡眠药水也暗示着某种麻醉剂，但它肯定不会起到足以使腹部肌肉充分放松并使腹膜麻痹的作用。阿帕罗尼鲁斯和以利亚撒都不可能进行了真正的腹部手术，因为我们知道，这两个人在手术后还幸存了很多年。对于腹部肥胖的人来说，多余的脂肪并非都在腹腔内——它也可以聚集在皮下，也就是皮肤和腹部肌肉之间。如果这两个人做的不是从腹腔内移除脂肪的手术，那一定是从肚子周围去除脂肪的手术。换言之，是腹壁外而不是腹腔内的手术。在医学术语中，这种手术被称为腹壁成形术（abdominoplasty，来自腹部"abdomen"和希腊语"-lastos"，意思是塑造或成形）。它还有一个流行的名称是"腹部拉皮手术"。

然而，在那个年代，即使这种手术也是危险的。我们现在知道，如果你从肥胖的患者身上去除皮肤和皮下脂肪组织，那么伤口就会经常发生问题，因此腹壁矫形只对那些已经减掉相当多体重的人进行。在这方面，普林尼用卢修斯·阿帕罗尼鲁斯的手术来说明他对脂肪组织特性的认知几乎是正确的。皮下脂肪组织虽然的确含有血管，但真的很少。这意味着皮下脂肪层越厚，伤口发生感染或无法正常愈合的风险就越大。

在罗马时代，伤口感染仍然是危及生命的并发症。我们从其他消息来源得知，卢修斯在手术后长寿且健康，对他来说，腹壁矫形显然没有出现严重并发症。或许他在接受手术之前已经减轻了一些体重，普林尼所提到的"他无法控制的体重"并不是直接指他的肥胖，而是指他减肥后留下的多余皮肤。另外，我们得知拉比·以利亚撒在他生命的最后几年中遭受了可怕的痛苦。这会不会是手术引起的并发症？

今天，腹壁成形术的体重上限通常为100千克。1899年，巴尔的摩的一位妇产科医生霍华德·凯利描述了现代的首例腹壁成形。20世纪60年代，巴西整形外科医生伊沃·皮坦基因其为伊丽莎白·泰勒服务而闻名，发明了用于美容的腹壁成形术。这项手术成为目前所有腹壁成形术变体的基础。1982年，法国外科医生伊夫·热拉尔·伊洛兹提出了一种用钢管和强力真空去除皮下脂肪的新技术。这种吸脂术是在皮肤上做一个小切口，在皮下脂肪组织中强力地来回拉动钢管，将其打成较小的碎片并吸走。从这一点看，普林尼也几乎是对的。脂肪组织并非完全没有"感觉"，但包含的神经纤维极少，可以在局部麻醉下进行吸脂。去除多余皮肤的选择如今已经大大扩展，其巅峰是"全身轮廓术"，一种360°的整形手术。患者首先仰卧，在腹部皮肤上进行手术，然后在全身麻醉下翻身，这样医生就可以在背部手术。

故事中两位主人公的生活怎样？卢修斯·阿帕罗尼鲁斯真的成为了一名战士，在非洲与他的父亲并肩作战。在那里，远离了城市的颓废，他轻易地保持了健康的新生活方式。他也升职到了最高级别，公元39年，他与皇帝卡里古拉一起成为领事。

大约2 000年后，曾给他造成困扰的西方生活方式重新浮出水面。在新千禧年开始时，全世界1/8的成年人患有肥胖症，其中只有5%的人成功地追随小阿帕罗尼鲁斯的脚步，从根本上改变了他们的生活方式。

老普林尼死于公元79年的维苏威火山爆发，熔岩覆盖了整个庞贝城。为了防止被天上掉下来的浮石砸死，他在头上系了一个垫子，但是没有什么用，他在烟雾中窒息而死。顺便说一句，如果我们采信他的侄子小普林尼对他死亡情况的记录，他自己也是超重的。

在本章中，我们假设普林尼的意思是，做手术的是领事老阿帕罗尼鲁斯的儿子。然而，由于小阿帕罗尼鲁斯和父亲同名，而且他在普林尼写下关于手术的逸事之前也已经是一名领事，做手术的也可能是他的某一个儿子。不过如果是这样的话，故事就不那么精彩了……

16 动脉瘤

外科相对论：阿尔伯特·爱因斯坦

现代外科学并不是绝对的科学，它是一种计算概率的科学。例如，胆囊的炎症很可能伴有发热，但一个发热的人患胆囊炎的可能性要小得多。毕竟一般来说，发热比胆囊炎更常见。如果除发热以外，出现另一个胆囊炎典型的症状或体征，则更可能是胆囊炎。第三种典型的症状或体征显然会使得诊断的可能性再度增加。三种症状或体征的组合称为三联征。胆囊炎的三联征是发热、上腹部向背后放射性疼痛，以及"墨菲征"——右上腹部的压痛随着吸气而加重。三联征是"特异性"的，换言之，诊断很可能成立，如果所有三种指征同时出现，患者很可能患有该种疾病。但它们大多不够"敏感"，这意味疾病常常不伴随完整的三联征出现。

辅助检查——如验血、X射线或超声——有其自身的敏感性和特异性，在解释其结果时必须考虑到。即使是决定是否做手术（手术指征）也是相对的，仅仅基于概率。必须权衡手术成功的可能性和不做手术的风险。这些概率和风险常用一些术语表示，如"30天死亡率"（患者在手术后第一个月内死亡的概率），"发病率"（手术引起副作用和并发症的可能性），"复发率"（疾病复发的概率）或"5年生存率"（患者在5年后仍然活着的概率）。现在，对于大多数检查、疾病和手术，这些概率和风险的程度是已知的。手术前将这些百分比因素考虑在内被称为循证手术。在实践中，这意味着必须根据医学研究文献中所公布的数字做出手术决定。这些文献可以在互联网上查阅，例如在pubmed网站上，通过精心挑选关键词，你可以在医学期刊上找到有关某个医学问题的所有内容。因此，在现代外科手术中，没有明确的"是"或"否"，只有或高或低的概率、或多或少的成功机会。

所以当然会有例外。有些患者向我们证明了，不可能的事情也可能发生，比如患有令人意外的疾病，或是活得比预计更久。这些患者是外科相对论无可辩驳的证据。相对论之父阿尔伯特·爱因斯坦就是这样一位患者。他患的是一种危及生命的主动脉疾病，但他的症状却与胆囊炎相似，并且他带病存活的时间超过了理论上的预期。

主动脉是我们体内最大的血管。它从胸腔垂直向下延伸，穿过腹部的部分，也就是腹主动脉，通常直径约为2厘米。如果主动脉壁的刚性受到损害，其中血液的压力将使它像气球一样缓慢地膨胀。不同于其他心血管疾病，这种疾病并不总是能找到明显可证的原因。动脉的膨胀称为动脉瘤，在腹主动脉中称为腹主动脉瘤，简称AAA。因为动脉瘤并不限制血液流动，所以通常不会出现任何症状。然而，腹主动脉瘤最终会破裂，因此一旦达到一定的大小，就需要治疗。腹主动脉瘤成为急性腹主动脉瘤（AAAA），就会表现出症状。动脉压力剧增，动脉壁上产生的小裂口和流出的血液会导致腹部或背部剧烈疼痛，如果没有紧急治疗，主动脉可在数小时或数天内完全破裂。阿尔伯特·爱因斯坦患有腹主动脉瘤，并且有症状，但不是几个小时或几天，而是许多年。

爱因斯坦在1905年提出相对论时只有26岁。它改变了世界，$E = mc^2$ 成为有史以来最著名的公式。但法西斯思想和公开的反犹太主义正在欧洲酝酿，到了1933年，国家社会主义德国工人党——纳粹——在德国上台，身为犹太人的爱因斯坦得到了一份在新泽西的普林斯顿的诱人工作，便离开德国前往美国。同年，柏林外科医生鲁道夫·尼森也逃离德国前往伊斯坦布尔。

尼森可能不像爱因斯坦那样出名，但他因尼森胃底折叠术而被外科医生们铭记。这种优雅的外科手术用于治疗胃食管反流病（胃酸反流）——胃内容物反流入食道，引起胃部灼烧感和呃逆等令人不快的症状。但作为普通外科医生，尼森的影响更大。1931年，他首次成功切除了全肺，他发明了术中冰冻切片——一种在手术过程中对标本进行快速显微镜分析的方法，他还是第一个完成食管全切除术的人。当第二次世界大战爆发时，他也移民到美国，但由于他的行医资格在美国无效，他先以外科助理的身份工作了一段时间，之后在1941年于曼哈顿开设了自己的私人诊所。不久之后，他接受了纽约的两家医院——布鲁克林犹太医院和迈蒙尼德医院的邀请，担任首席外科医生，并获得了良好的声誉。

1948年，他在那里遇到了他最著名的患者。阿尔伯特·爱因斯坦当时已经69岁，从未出现过健康问题，尽管他一生都抽烟，从不进行运动，近年来体重增加可能是因为他著名的不健康的饮食习惯。爱因斯坦向尼森咨询，因为他一年中好几次出现腹部右上方疼痛，每次持续数天，并伴有呕吐。这些症状很可能由胆结石引起。胆结石发作的三联征是右上腹疼痛、恶心或呕吐、无法静坐。但爱因斯坦解释说，这次他在普林斯顿的家中浴室里晕倒了——这就不再是胆结石的典型症状了。X射线没有显示胆囊结石的迹象，在查体过程中，尼森在他的腹部中央触到了搏动性肿块。他担心这可能是腹主动脉瘤，爱因斯坦在他的浴室里经历的突发疼痛和昏厥可能是急性腹主动脉瘤的症状。如果是这样，他不做手术就将面临死亡的危险。

在今天，这是一项具有良好结果和可接受风险的标准手术，而且69岁的患者相对来说也还算年轻。然而，它的成功与否取决于在1948年还无法实现的两个先决条件。首先，在手术前，患者必须进行X线检查以确定动脉瘤的大小（直径）、延伸（长度）和位置（相对于肾动脉）。在今天，这些可以通过使用造影剂的CT扫描（增强CT）和超声检查来实现，但在1948年，这些方法尚未开发出来。因此，尼森必须在手术过程当中自己设计好流程。其次，实际上他并没有什么能为患者做的。直到1951年在巴黎，替换腹主动脉的手术才首次成功，外科医生查尔斯·迪博使用了一段来自已故供体的主动脉。在1948年，如果急性主动脉瘤破裂，外科医生可以结扎主动脉来挽救患者的生命，但是，由于切断了腿部血液供应，双腿会坏死。在阿尔伯特·爱因斯坦的案例中，这种可怕的并发症是不作考虑的，因为看上去他的性命似乎并没有受到威胁。

当尼森为爱因斯坦进行腹部手术时，他发现胆囊中是没有结石的，但他也发现了一个葡萄柚大小的腹主动脉瘤。由于动脉瘤仍然完整，尼森采用了一种实验性的方法：用玻璃纸将其包裹起来。他的想法是，玻璃纸——用于包裹糖果、面包和雪茄的合成材料——对身体来说是异物但完全可溶，会刺激结缔组织反应，形成疤痕组织，从而使扩张的薄弱主动脉壁加强，也许能将不可避免的破裂推迟一段时间。

玻璃纸（赛璐玢）是一种透明的纤维素聚合物，开发于1900年，它有着广泛的用途，为了探索其在外科手术中的潜力，人们进行了实验。虽然这种方法已经使用了一段时间，但长期结果尚不清楚。将有史以来最伟大科学家的动脉瘤包裹在一个三明治袋子（本质确实如此）中，确实需要胆量。在爱因斯坦手术后的几年中，玻璃纸的使用完全被血管假体手术取代，主动脉的病变部分被塑料管替代。今天，提到手术中使用玻璃纸，许多血管外科医生都会大笑。然而，阿尔伯特·爱因斯坦带着他包装整齐的葡萄柚般的动脉瘤，又活了7年。从我们对腹主动脉瘤的了解来看，这是一个小小的奇迹。

尼森对爱因斯坦腹主动脉瘤大小的估计大概不是随口说的。医生经常用水果来描述像肿瘤或动脉瘤这类占位性病变的大小。柑橘、橙子和葡萄柚特别受欢迎，因为它们分别能够用来表示直径为2、3和4英寸（1英寸约等于2.54厘米）的物体。尼森一定会慎重选择他的水果，因为动脉瘤越大，患者的预后越差。正常大小的葡萄柚直径为10厘米。未经治疗的直径大于7厘米的腹主动脉瘤患者中位生存期仅为9个月，这意味着有一半患者在此之前死亡。大于8厘米的动脉瘤破裂的年风险超过30%。因此，动脉瘤直径为10厘米的爱因斯坦本应在一两年内死亡。他存活7年的概率只有百分之几。

尽管爱因斯坦处境危险，但他很快康复，并在3周后就离开了医院。在手术4年后，他甚至被提名为以色列国总统。在爱因斯坦生命的最后7年里，他的科学研究自从相对论以后没有取得任何重大突破，但他仍然在普林斯顿大学高级研究所工作。但是，当他徒劳地试图将万有引力定律与量子力学相统一时，拉普拉斯的物理定律——动脉瘤壁上的张力在恒定的压力下与直径呈正比——正在他的动脉瘤上起作用。动脉瘤越大，相同压力施加在动脉壁上的张力越大，因此动脉瘤不仅趋于变大，而且随着动脉壁变得越来越薄，增大的速度也越来越快，破裂的风险随之增加。

缝针和打结

外科医生可以用单根手指、双手或持针器非常快速整齐地打结。有一种特殊的外科结是方结的变种，用线的一端缠绕另一端两次，而不是一次。然后拉紧缝线，保持结平整。双重扭曲有助于防止结松动，还要在上面再系一个结。当你把整个结拉到一起时，线的两端缩起，使结的第一部分变得更紧。这些扭曲都会防止结的滑动。然而，手术中最常用到的是简单的挤塞结。不拉紧结，而是在同一根线上一个接一个地将它们系在一起，整个结仍然可以滑动，从而可以调节张力。然后在另一个方向拉紧，"锁定"整个结。最简单的缝合方法是一个单圈：在伤口的一侧从外向内进针，再在另一侧从内到外穿出，并以打结结束。为了尽可能精确地对合皮肤边缘，外科医生会使用"多纳提缝合"（垂直褥式缝合）。缝完一针后，不直接打结，针和线再反向穿过距离边缘两侧只有1毫米的皮肤，然后打结结束。

1955年4月，爱因斯坦再次出现腹痛，这次还伴有发烧和呕吐，此时他76岁。虽然一切都再次指向胆囊炎（完整的三联征存在），但医生自然害怕它是急性腹主动脉瘤。到了1955年，用血管假体治疗动脉瘤是可能的，有此经验的纽约血管外科医生弗兰克·格伦被要求前来与爱因斯坦讨论手术。他造访了教授并提议手术，但是爱因斯坦拒绝了。"人工延长生命索然无味，"他说，"我已经完成了我的分享，现在是时候走了。我会优雅地离开。"爱因斯坦被给予吗啡，入住普林斯顿医院。两天后，4月17日晚上，他去世了。他特殊的临床症状——以急性胆囊炎三联征为表现的动脉瘤破裂，被命名为"爱因斯坦征"，以纪念他。

所以尼森的玻璃纸究竟起到作用了吗？很可能没有，只是爱因斯坦很幸运。第二天，病理学家托马斯·哈维对这位世界著名的科学家进行了尸检。他观察到了吸烟者典型的肺部、动脉硬化、肝脏肿大、腹主动脉瘤破裂，爱因斯坦的腹腔中有至少两升的血。他的胆囊是正常的，但大脑重1 230克，比普通成年男性少200克。

17 腹腔镜

内窥镜和微创革命

1806年12月9日，在维也纳的约瑟芬医学院举行了科学会议后，7位绅士来到一间密室，助手已经在那里准备了一具年轻女子的尸体。教授们将使用这具尸体测试由一位德国医生——来自法兰克福的菲利普·波兹尼所开发的装置。

波兹尼称这种装置——包括一根蜡烛、扩张器（用于检查身体孔道的医疗器械）和目镜（如同显微镜或望远镜上的目镜）——为"光导器"。他承诺这是一项了不起的发明。每个医生都知道扩张器的设计是有缺陷的。在理想情况下，扩张器、光源和眼睛都在一条直线上，以防止阴影的产生，但实际上，不是蜡烛挡住了医生的视线，就是医生的头部阻挡了光源——而且蜡烛会使得设备过热。而当主任、副主任以及4位尊贵的教授和主治医师使用波兹尼的设备，来检查台子上尸体的阴道和肛门时，他们高兴地提出："我们收到并检查了波兹尼医生从法兰克福寄来的光导器，决定直接在为此而准备的女性尸体上进行测试。其结果远超预期，前途无量。"

虽然希波克拉底和古代的外科医生已经使用扩张器来检查身体上的孔道，但是这次取得满意结果的"法兰克福光导器"实验，被视为内窥镜的真正诞生，这种技术可以让医生在充足的光线下检查身体内部。在随后的几年中，光导器得到了各国医生和仪器制造商的改进。1855年，法国外科医生安东尼·让·德索梅将他的改良版本称为内窥镜，也为这一学科命名：内镜学——"向内看"。

大约190年后的1996年2月9日，在位于布鲁日郊区阿瑟布鲁克的圣卢卡斯医院举办了年度腹腔镜手术研讨会后，比利时外科医生卢克·范·德·海登紧张地坐在礼堂前面的一张小桌子旁。为了这个正式场合，他换掉了手术服，穿上一套精神的西装。电视摄像机的镜头对准他，技术人员正试图与位于150千米外荷兰尼沃海恩的圣安东尼斯医院取得联系。一种相对较新的技术——综合业务数字网（ISDN），使通信连接成为可能。荷兰外科医生彼得·戈出现在屏幕上。图像有些不稳定，他用细小的声音解说道，他的患者已经麻醉完毕，在手术台上做好了准备。患者患有腹股沟疝，他将通过腹腔镜（微创）手术进行修复。然而，患者腹部的摄像头不是人手控制，而是由机器人控制的——卢克·范·德·海登将在比利时进行手术。在荷兰的彼得·戈手术团队成员们双臂抱于胸前时，比利时的一个按钮控制着摄像机在患者的腹部上下左右地移动。

尽管腹腔镜疝修补术最终由荷兰外科医生彼得·戈完成，但这次远程操作摄像头的手术是世界上首个远程手术的实验。20多年后的如今，借助腹腔镜进行复杂的手术——例如直肠切除、肾上腺切除、大肠部分切除或胃旁路手术——已成为标准手术方式。这意味着手术可以更快地进行（通常在1～2小时内），比传统的开放式手术更安全也更容易。我们是怎么走到这一步的？

需要点燃蜡烛的仪器是行不通的，1879年维也纳乐器制造商约瑟夫·莱特和泌尿科医师马克西米利安·尼茨，通过将光源从身体外部移动到体腔内，一劳永逸地解决了这个问题。莱特和尼茨发明了一种经由尿道进入膀胱内部，用发光的电线（这比托马斯·阿尔瓦·爱迪生发明灯泡早大约6个月）来产生光线、通过水进行冷却的膀胱镜。膀胱镜使得莱特闻名于世。他说服了世界上最伟大的外科医生维也纳的西奥多·比尔罗特的助手约翰·冯·米库利兹，帮助他开发终极的内窥镜——胃镜，观察胃内部的仪器。莱特和这位助手设计了一个带有水冷灯的长管。由于患者要完全将长管吞下，1880年冯·米库利兹在马戏团表演吞剑的演员身上进行了第一次胃镜检查。冯·米库利兹（有时与他的学生乔治·凯尔林一起）使用胃镜检查了数百名患者的胃。

塔和套管针

腹腔镜手术完全依赖于科技。它需要4种装置，一个叠一个地放在可移动的小车上，称为腹腔镜塔。最上面的是屏幕；下面是摄像单元，手持数码摄像头连接于此；再下方是气腹机，它能用二氧化碳使腹部充气并维持恒定压力；最下面是光源。3根线从塔上连接到手术台：摄像机的电缆、用于照明的光纤电缆和二氧化碳气管。摄像机电缆和光缆连接到腹腔镜镜头，镜头是直径约10毫米、长30～40厘米的管状仪器，带有镜头系统，用于拍摄图像和照明。为了进入膨胀的腹腔，需要从腹壁插入称为套管针的装置。它们是直径在5～12毫米之间的管子，带有密封阀，镜头、夹子和其他器械可以通过它们进入腹腔。腹腔内的切割和烧灼需要使用电，所以腹腔内的气体不能含氧气，所有的器械和套管针都是绝缘的。套管针和腹腔镜器械精密又复杂，而且由于它们容易损坏、难以清洁，许多都是一次性的，每次腹腔镜手术后都要丢弃。这使得腹腔镜手术费用高昂，但患者在医院花费的时间更少，这可以视为回报。

用冯·米库利兹的硬管进行胃镜检查对患者来说一定是一次可怕的经历。患者仰卧在台子上，头悬在边缘。然后，足有60厘米长的金属管将从他张开的嘴插入食道，进入胃部。充气使胃膨起，再打开灯，就能够看到胃的内部。如果患者躺着不动，没有出现惊慌或窒息，医生就能有足够的时间来检查胃的一部分。这并不够理想，但已经比以往任何人想象的要好了。

下一个里程碑实际上是其他想法的一个副产品。给腹腔充入空气的实验已经进行了好多年，被称为气腹，人们用这种方法尝试治疗结核病，当时除了实验，也没有别的方法对抗消耗性疾病，甚至有人声称在某些案例中还取得了成功。不管怎么说，人们知道给腹腔充入空气基本没什么害处。冯·米库利兹也尝试过气腹，还在他的胃镜里使用了相同的气泵。他的助手乔治·凯尔林提出用增高腹腔内气压的方法来控制腹部内出血的想法，并在狗身上进行了实验。

首先，凯尔林使实验动物的肝脏破裂，然后给腹腔充气并等待。但是这些狗都死了。他想不通为什么这个主意不起作用，想知道腹腔内到底发生了什么。于是他将一个尼茨-莱特膀胱镜从腹壁插入充了气的腹部，用肉眼进行观察。结果表明，气压完全没有压迫肝脏的伤口闭合。当他看着狗流血致死时，他突然意识到自己已经发明了新东西。

1901年9月23日，凯尔林在汉堡的第73届自然主义科学家医学大会上，在观众面前重复了这项实验，但没有让肝脏破裂。他给一只健康狗的腹腔充入空气，通过腹壁插入膀胱镜，微创手术就这样诞生了。

很难想象，如今在现代外科手术中不可或缺的腹腔镜，曾经完全属于不做手术的内科医生的领域。当凯尔林在1901年进行第一次腹腔镜实验时，能够支持诊断的辅助检查很少。血液检查仍处于萌芽期，X射线在腹部检查中没有显示出太大的价值，显微镜检查只有在患者死后才能进行。因此腹腔镜成为一种受欢迎的新方法，它促进了医学的重大进展。但此时它还与手术无关，而是被用于检查肝脏和其他器官，以确定疾病扩散的程度。在初期也出现过一些问题：1923年，一次腹部充氧造成了短暂的起火，幸运的是对患者造成的伤害很小。从那以后，不会爆炸的二氧化碳开始被使用。

使腹腔镜从诊断性腹腔镜（在腹腔内观察）更进一步到治疗性腹腔镜

（在腹腔内进行操作）的不是外科医生，而是妇科医生，因为从肚脐插入的腹腔镜不仅能看到肝脏，还可以很好地看到子宫和卵巢。只需将手术台头侧向下倾斜，肠道就会从下腹部移位至上腹部。与内科医生不同，妇科医生习惯于进行手术，对他们来说，只需要迈出一小步就可以借助腹腔镜进行小手术。从腹腔镜绝育（将两个输卵管结扎起来）开始，然后再进一步，切除卵巢上的囊肿，去除异位妊娠。随着他们越来越熟练，进行的手术也越来越复杂。德国妇科医生库尔特·塞姆用腹腔镜切除了子宫肌瘤，并且最终能够切除整个子宫。1966年，他将第一台用二氧化碳给腹腔充气并使其维持在安全的恒定压力下的自动气腹机（CO_2-Pneu-Automatik）推入市场。塞姆还发明了第一台腹腔镜训练机，妇科医生可以通过一个盒子里的模型学习如何进行腹腔镜手术。

　　1975年12月2日，外科医生亨克·德·库克在荷兰霍林赫姆的医院进行了世界上第一台腹腔镜辅助阑尾切除术，他是从他的兄弟——妇科医生杰夫那里学习的腹腔镜手术。他用一只手拿着腹腔镜，定位到了阑尾，再用另一只手确定腹部切口的位置，做一个非常小的切口取出阑尾，整个过程用腹腔镜进行观察。他的外科同行们认为整台手术都很丢脸。

　　腹腔镜在外科医生中并没有受到太多欢迎。因为你总是要用一只手握住腹腔镜，只剩一只手来进行手术。随着全新技术的出现，腹腔镜的外科应用才真正成为可能。1969年，乔治·史密斯和威拉德·博伊尔发明了电荷耦合器件，也就是更为人熟知的CCD硅片，可以对图像进行数字化处理。第一台CCD相机于1982年上市，短短几年后，最新型号的相机体积就缩小到可以由外科医生的助手拿着，而外科医生可以站直，眼睛看着屏幕，但仍然有许多外科医生不相信。首次视频辅助腹腔镜胆囊切除术——利用摄像机和电视屏幕切除胆囊——由菲利普·穆雷于1987年在里昂进行。穆雷实际上是一名妇科医生，但这次手术的成功使得许多外科医生跃跃欲试，几年之内，腹腔镜手术便如同野火一样蔓延开来。

胆囊切除术成为世界上最常进行的腹腔镜手术。它只需要3～4个小切口，总共不超过4厘米长，而经典的胆囊切除术切口长度超过15厘米。这项创新被媒体作为大新闻宣传后，公众很快注意到其中的差异。患者经受更少的疼痛，不需要再在医院待上1周，而是在术后第二天就可以回家。这是一场真正革命的开端。微创手术——用尽可能小的手术技巧进行最大程度的手术干预——成为21世纪外科学的关键词。这听起来很合乎逻辑，但只有在复杂高科技发展的前提下才可能实现。

现在，所有的腹部器官都可以借助腹腔镜进行手术。2001年，法国教授雅克·马赫斯克以范·德·海登和彼得·戈的成就为基础，进行了一次跨大西洋的壮观手术，他称之为林德伯格手术。他身在纽约，控制斯特拉斯堡的一个机器人，对近6 437千米（4 000英里）外的一名女患者进行了腹腔镜胆囊切除术。再之后，马赫斯克在没有做切口的情况下，通过阴道内的开口用内镜取出了胆囊。尽管外科医生们尽最大努力在外科学中进行创新，但近年来在微创技术方面突飞猛进的是放射科医生和心血管医生。他们现在可以通过腹股沟穿刺替换心脏瓣膜、对脾脏进行止血、通过肝脏取出胆管中的结石、治疗破裂的主动脉瘤，好像这是世界上最简单的事情一样，根本不需要手术。

至于非外科医生，在摄像机腹腔镜手术出现的几乎同一时期，他们也不再使用诊断性腹腔镜检查，但这并不是因为他们被外科医生所替代。当时其他的技术已经出现，包括超声扫描和计算机断层扫描，这些都能够提供比腹腔镜更清晰的肝脏图像。

发明腹腔镜的乔治·凯尔林于1945年德累斯顿大轰炸时在家中去世。他的尸体一直未被找到。

阉割

一种简单手术的历史：亚当、夏娃和法里内利

古希腊创世传说记载了人类历史上最常进行的一种外科手术。传说中分别代表天空和大地的乌拉诺斯和盖亚夫妇，生下了众巨神，而乌拉诺斯害怕被自己的儿子取而代之，于是把他们全部投入地狱深处。但乌拉诺斯害怕的事情还是发生了，泰坦神克洛诺斯在他母亲的帮助下顺利脱逃，阉割了他的父亲，篡夺了神位。整整10天，乌拉诺斯的生殖器落向大地，最终坠入了大海，诞生了女神阿芙罗狄蒂。克洛诺斯和他的父亲一样害怕失去权力，吞噬了除宙斯以外自己所有的孩子，宙斯逃走之后回来杀死了父亲。我们太阳系中3个最大的行星都是以这3位神的名字命名的：天王星（乌拉诺斯）、土星（萨图恩，罗马神话中对应克洛诺斯）和木星（朱庇特，罗马神话中对应宙斯）。

阉割也在另一个创世传说出现过——虽然是以相反的形式。埃及的神奥西里斯，被自己发怒的兄弟赛特切成了14块，散布到世界各地。奥西里斯的妻子伊西斯四处寻找这些碎片，找到了其中的13块，然后通过外科手术重新组装。伊西斯成为埃及外科医生的守护神，而奥西里斯再次成神并与她生下了儿子荷鲁斯。这可是相当了不起的成就，因为奥西里斯失踪的第十四部分正是他的生殖器。荷鲁斯最终成为天空之神并杀死了赛特。

与乌拉诺斯和克洛诺斯的神话非常相似的不只是埃及的创世传说，《圣经·旧约》中的创世传说也有许多相似之处。和希腊传说一样，《圣经》故事也始于男人和女人的创造：亚当和一个女人（某些解释中称她为莉莉丝）

是被从大地的尘埃中创造出来的。在这两个传说中，男人都接受了手术：亚当麻醉后被移除了肋骨，而乌拉诺斯被阉割。被移除的身体部位创造了新的女人——《圣经》中的夏娃和希腊传说中的阿芙罗狄蒂。从外科学的角度来看，《圣经》故事的有趣之处在于，与希腊人和埃及人不同，从亚当身上提取的身体部分不是易于切除的生殖器。摘除肋骨对于那个年代而言过于复杂，实际上是不可想象的，因为它需要外科解剖。此外，《圣经》还告诉我们，手术在亚当的身体上留下了疤痕，然而，男人的胸部并没有疤痕，男人的肋骨数量与女人相同，都是24根。

但男人确实天生就有伤疤，确切地说有两个，正如2001年生物学家斯科特吉尔伯特和《圣经》学者锡尼泽维特在一篇精彩的文章中指出的那样。第一个就是脐带脱落后留下的疤痕——肚脐。第二个疤痕是会阴中缝，一条位于阴囊和阴茎基部正中间的垂直线，这是男性尿道胚胎发育的残留。几乎所有哺乳动物在这条线下面都有一根被称为阴茎骨的骨头，但人类是少数没有这根骨头的物种。耐人寻味的是，在《圣经》中使用的希伯来语单词"tzela"不是指"肋骨"，而是支撑的托梁或支墩。我们可以想象，"tzela"也可能指的是别的长而坚硬的骨骼，也许就是阴茎骨。男人所没有的阴茎骨会不会正是从亚当身上移除的"肋骨"？会不会这其实也是阉割，切除了亚当的"支墩"？

阉割在这些古老神话的作者看来显然没有什么特别之处，由此可见这种手术的起源非常之早。这是非常有可能的，因为它不是一个特别复杂的手术：你可以轻松地切掉或敲碎别人的生殖器，即使用最简单的工具也可以做到——比如两块石头。赫克西奥在公元前8世纪记录了克洛诺斯阉割的故事，但这个故事本身已经是更古老传统的一部分，事实上，《圣经·旧约》中也提到了阉割，称睾丸被碾碎或切除的人不能进入天堂。

最初，阉割是一种危险的手术，用以惩戒或征服。在中国和远东其他地区，它被用作战俘处决的替代方案。这些手法非常残忍：在某些情况下，生殖器会被涂抹粪便，然后被狗咬掉。但即使采用较卫生的方法，也只是剪掉或砍断受害者两腿之间的所有东西，出血致死或发生气性坏疽的可能性也非常高，其结果与常规的死刑也没有差别。

然而，在至少2 500年以前，肯定有一些风险不这么大的阉割方法，因为并非所有人都将这种手术作为一种惩罚，而且它的成功往往非常重要。波斯国王从各省获得年度"税收"的方式是得到该国最显赫家庭中一些阉割过的年轻男子。在希腊的希俄斯岛上，一位名叫帕尼奥尼奥斯的男子通过进行阉割手术发了财，这种职业在希腊人看来是可耻的。这位自称为外科医生的人会在当地市场买下最漂亮的奴隶，阉割他们，并在小亚细亚的大陆高价售出。我们无从得知他是如何进行手术的，但显然他非常成功，可以靠这种交易生活得很好。其中一名受害者最终成为波斯宫廷的一名太监，一路打拼后成为国王薛西斯的亲信，这让他有机会报复剥夺了他男子气概的外科医生。他回到希俄斯，强迫帕尼奥尼奥斯阉割了他的4个儿子，他们最终用这种方式"报答"了自己的父亲。

在亚洲部分地区、阿拉伯和罗马帝国东部的拜占庭，太监在国王、苏丹和皇帝的前朝和后宫中都是一个强大而有特权的群体。他们往往是具有很高社会地位且有影响力的人，如外交官、财务主管、公职人员或将军。显然，被阉割的人所具有的一些优秀品质受人青睐。他们被视为忠诚、可信、细致、敏锐、温和、有组织才能的人。穆罕默德的陵墓传统上只能由太监守卫。在中国，太监甚至把控了23个朝代的政治权力，在中国明朝，100 000名宦官拥有巨大权力。中国紫禁城最后一位幸存的太监孙耀庭于1996年去世。

在阉割的简单版本中，只需要一刀切去阴茎和阴囊，然后将一个物体——例如鹅毛或由锡制成的特殊塞子——插入新切开的尿道中以防止其闭合。手术不是由外科医生进行的，在北非，奴隶贩子们在贸易站亲自动手，给从苏丹运给奥斯曼皇帝的黑奴做手术。他们用沙漠上炽热的沙子来给张开的伤口止血。血液从阴茎的海绵体和睾丸的动脉中涌出。如果流血在一天内没有停止，奴隶就会失血而死。如果奴隶活到了第二天，他很可能会在接下来的几周内发生危及生命的感染，正常情况下此时伤口已经开始愈合。这是一个残酷的选择过程，更多时候取决于运气以及刀与绷带的清洁度，而不是受害者的力量和生存意志。但是，在经历了严峻考验后幸存下来的奴隶，价钱会立刻成倍上涨。

在北京的皇宫，这种手术由专业的阉割者进行。他们用左手抓住受害者的生殖器，右手拿着弯刀放在身后，他们问这个男人（如果是儿童，就问他的父亲）是否真的要进行阉割，一听到"是"这个词，就拿出刀，一下子切断阴茎和阴囊。然后，他们用油纸敷在伤口上，让受害者在房间里四处走上几个小时。患者在3天内不得喝任何东西，以避免小便。阉割者会将生殖器保存在一个带有标签的罐子中，作为太监的一种"终身信物"。

在公元7世纪，拜占庭外科医生保罗·埃吉纳描述了两种外科医生可用的尽量减小损伤的阉割方法。与此同时，埃吉纳承认这种手术完全违背了手术的基本原则。它不是恢复自然秩序，而是将自然秩序不可逆转地扭曲了。此外，阉割被国家和教会明令禁止，任何为别人进行阉割的人都将被处以阉刑或被野生动物吃掉。尽管如此，埃吉纳还是写道，有权之人经常强迫外科医生违背他们的意愿进行阉割。他在教科书中描述了这种对患者和外科医生来说都非常危险的手术，可能意味着因为做法不正确，太多的阉割手术死伤惨重。

根据埃吉纳的说法，第一种方法是将年轻男孩放入温水中，慢慢挤压他们的睾丸，直到他再也感觉不到它们为止。这是一件冒险的事情——你永远无法完全确定青春期受害者的性欲会不会在某种程度上被激发出来。第二种方法，患者必须站立在平台上，双腿分开，在阴囊的两侧各做一垂直切口，显露睾丸。然后外科医生用力地向下拉扯阴囊，直到睾丸弹出。然后只需剥离它们周围的外壳，将它们切除并结扎精索。

埃吉纳为真正的外科医生准备的这些更具选择性的阉割方法，都避开了阴茎。在泰晤士河的河床上，也发现了相同用途的手术夹，其历史可以追溯到罗马时代，当时这座城市被称为伦狄尼姆。它看起来像细长的胡桃钳，装饰华丽，有两个锯齿状的表面，当钳子夹紧时，它们会咬合一起，但在钳子靠上一侧存在间隙。它可能是一个罗马阉割钳，夹在阴囊上而不会挤压阴茎，这样可以用刀子轻松切除阴囊。夹子可以夹闭血管以阻止出血。

阉割在罗马宫廷中非常普遍。在公元9世纪，拜占庭皇帝迈克尔二世不仅推翻了他的上一任利奥五世，还阉割了利奥的4个儿子以终结他宿敌的王朝。其中一人死于血液流失，还有一人据称被吓傻了。有两位罗马皇帝爱上了男人，为了能和他们结婚，这两位皇帝让外科医生把他们阉割了：尼禄和一个名叫斯波鲁斯的男人，还有希利伽巴拉和一个叫作赫拉克勒斯的车夫。

这3种不同的方法产生了3种不同的太监。拜占庭罗马人称他们为"castrati"（没有阴茎和阴囊）、"spadones"（没有睾丸但有阴茎）和"thlibiae"（睾丸被碾碎）。通过大规模的阉割，拜占庭人和中国人在他们的社会中创造了一个独立的太监阶层。太监阶层的作用，是在男性统治者和王国中其他有野心的男人之间，以及统治者和他的女人们之间，做一个安全而有效的缓冲。但它涉及的不仅仅是政治以及权力和血统的巩固。通过让一大群太监围绕自己，统治者也保留了宫廷的神秘性。

腮

随着我们的身体在子宫中发育，胚胎再次经历了我们从单细胞生物进化到人类的过程中经历的相同阶段。在孕期的前几周，我们暂时是像鱼一样的有腮生物，头部两侧各有5个腮。然后腮再次闭合，并一起生长，最终形成面部和颈部。如果在胚胎发育的这个阶段出现问题，孩子会留下缺陷——疤痕、唇裂或腭裂。这些是先天性疾病，只能通过手术矫正。腭裂在医学上称为"palatoschisis"，唇裂称为"cheiloschisis"，唇腭裂甚至可延伸至眼窝和眼睑，称为"cheilognathopalatoschisis"。类似的问题也可能发生在其他部位，例如脊柱裂（胚胎神经管闭合不完全）或尿道下裂（尿道发育不完全）。头颈部的结构从5个腮弓进化而来，你不会想要和鱼或腮扯上关系。第一个腮弓形成中耳——3个中耳骨中的2个（听小骨和咽鼓管）。第二个腮弓形成第三个听小骨（镫骨）、舌骨和咽扁桃体（腺样体）。甲状旁腺和胸腺由第三和第四腮弓形成，第四和第五腮弓发育成甲状腺和喉（带有声带）。因此，认为我们是由其他生物创造出来的人都是错的——我们最初是鱼。

阉割是一种原始的手术——简单、危险且后果严重。任何人都可以做到：父亲可以阉割自己的儿子，胜利者可以阉割被击败的敌人，甚至一个人可以阉割自己。毕竟，这只不过是切掉一个附属物，就像亚伯拉罕切除自己的包皮一样。它和刽子手砍掉手、耳朵、鼻子，或是割断舌头一样容易。这种手术需要3个决定性的外科步骤：定位（决定切割的位置和部位）、切开（切割）和止血。相比之下，即使是简单的现代手术，像是切除小的脂肪肿块，也需要至少6个外科步骤：定位、切开、解剖（分开，探查和分离）、切除（去除或取出）、止血和缝合（闭合伤口）。更复杂的手术（例如去除肋骨）需要更多步骤。切除食管、直肠或胰腺等高度复杂的手术需要大约上百个决定性的外科步骤才能成功。然而，寻常的手术，比如阉割，和真正的外科手术之间的最大区别并不在于手术步骤的多少，而在于解剖。

解剖（dissection）是一个拉丁语词，意思是"切开分离"，它包含了所有寻找合适手术平面的外科技术。手术最重要的就是平面。我们的身体由大量的解剖层面组成，从一开始——胚胎发育期间，直到成年期，都保持完整，但它们可以通过解剖相互分离。识别不同的层面、停留在正确的平面上并且知道在那一层中找到哪些重要结构非常关键。因此，解剖就是分离不同的层面和结构，识别它们并切割，同时保留其余部分的完整性。

仅涉及一个切口的手术，不一定需要解剖。但保罗·埃吉纳提出的第二种方法，将睾丸从壳中剥离然后将其切除，需要解剖——睾丸被至少4层组织包围——为了做到这一点，你需要一位有经验和技巧的外科医生。但鉴于人类历史上发生过的大量阉割，其中大多数都不是由熟练的外科医生进行的，所以实际上有大批普通的外科医生进行那种手术。那些外科医生手上沾有许多无辜年轻人的鲜血——字面意义和比喻意义均有。

阉割会产生严重后果，后果的严重程度取决于所使用的方法和雄性激素睾酮停止分泌的年龄。睾酮是青春期开始后由睾丸产生的。首先，切断阴茎会导致尿道（或者说尿道残端）出现两个对立的问题。疤痕产生使尿道残孔趋于关闭，导致排尿越来越困难，但手术也影响了括约肌的功能，使得患者无法再储存尿液。尿失禁和尿道缩窄组合在一起，意味着太监一整天都在排尿，一滴接着一滴。在中国和奥斯曼帝国，他们用一根带有绳子或把手的金属杆，插入尿道中防止漏尿，也阻止了开口缩窄。太监的激素平衡发生变化，使他们的骨骼生长得更快，因此他们在年轻时就患上了骨质疏松症，导致自发性的椎骨压缩。他们失去了体毛、乳房组织增多、声音变弱。总而言之，可以从尿酸味、高大的身形、弯着腰的姿势、光滑的面部和唱歌的声音轻易识别出一个太监。这个奇怪的手术也有其优点：太监的寿命往往比平均水平长，虽然这可能更多是由于他们在社会中受到保护且享有特权地位，拥有比同时代人更好的生活条件。

阉割可以防止年轻男孩在青春期变声，这一事实在阉割手术史上写下了一个引人入胜的篇章。在18世纪，阉伶——阉割的男性高音歌手——

在欧洲轰动一时。他们是意大利歌剧的巨星，他们的高音让许多女性心跳加速。其中最著名的偶像是卡洛·布罗斯基，早年被称为"小男孩"（il ragazzo），后来艺名为法里内利。法里内利在小时候因为有着美妙的嗓音而被阉割。他在罗马、维也纳、伦敦、巴黎和马德里进行演唱，在他职业生涯的巅峰时期，他的音域可以从中央C以下的A一直到高音C以上的D。在西班牙，他的歌声安抚了被抑郁折磨的国王，国王为他提供了大臣的职位。在一生的许多年中，他每天晚上为国王唱歌，如同汉斯·克里斯蒂安·安徒生童话中的中国夜莺一样。他于1782年在意大利逝世，享年78岁。

当然，法里内利并没有把他的成功完全归功于被阉割：他的嗓音天生就很美妙。惊人的是，在那个年代，有成百上千的男孩被阉割，因为他们雄心勃勃的父母想要取得类似的成功，但事实证明他们并没有所需的天分。

阉伶在巴洛克时代大受欢迎，但很久以前就已成为歌剧和宗教音乐的共同特征，并且在此之后仍然存在了许久。许多世纪以来，女性被禁止在公共场合演出，而阉伶在歌剧中扮演女性角色。由于女性也不被允许在教堂唱歌，在罗马的西斯廷教堂，阉伶是罗马教皇唱诗班的杰出成员。因此，直到1870年，意大利才禁止用阉割的方法"留存"声音——尽管在梵蒂冈，阉割继续存在了30多年，直到20世纪初，阉伶仍然在教皇唱诗班唱歌。其中一位阉伶叫亚历山德罗·莫雷斯基，他是第一个也是最后一个声音被记录在留声机唱片上的阉伶。莫雷斯基于1922年去世。

阉割后性欲也会变弱，这当然是手术的意图之一。出于这个原因，阉割还曾被用来"治疗"被认为是变态的性取向。一位著名的受害者是阿兰·图灵，他在第二次世界大战期间破解了恩尼格玛密码机并发明了计算机，但由于是同性恋者，他于1952年被法官判处化学阉割。

今天，阉割仍在进行。每年，世界上成千上万名男性为了治疗前列腺癌将睾丸进行手术切除。雄性激素睾酮刺激前列腺癌细胞的生长，通过阉割停止激素的产生，可以帮助减慢癌症的扩散。与历史上阉割男性的其他原因不同，能通过如此简单的手术来治疗癌症当然是一个很好的理由。此外，前列腺癌——需要进行阉割来治疗——通常发生在老年患者身上，此时他们已经度过了生命中的生殖阶段。

肺癌

在家中进行的开胸手术：国王乔治六世

1951年9月23日，经过多天的准备，英国外科医生克莱门特·普赖斯-托马斯放弃了周日的休息，来做一场从很多方面来讲都意义非凡的手术。不仅因为这是一场切除整侧肺的全肺切除术，也不仅因为患者是英国国王乔治六世——现任女王伊丽莎白二世的父亲，同样值得注意的是，手术场地是患者自己的家：白金汉宫的一个房间被布置成手术室，就像通常外科医生在威斯敏斯特医院工作的地方一样。

乔治六世患了肺癌。那一年的6月，他退出了公众的视野，官方声称这是由于一场流感。真正的诊断没有被具体说明，新闻稿只谈到肺部的"结构改变"。2010年上映的电影《国王的演讲》中，乔治六世的医生建议他吸入香烟烟雾以缓解口吃。吸烟是20世纪初产生的一种时尚。很长一段时间以来——直到1951年也是如此——没人认为它是有害的。国王和他的医生都是烟鬼，甚至很有可能他们在手术之前都要抽上一口。

烟草在16世纪来到欧洲。人们咀嚼、嗅闻或用烟斗吸烟。它是一个非常成功的产品，很快便成为日常生活的一部分，甚至在外科术语中也能找到它的身影。当你张开手掌，手背上拇指根部出现的三角形凹陷在解剖学上被称为"鼻烟壶"，这个部位在创伤学中很重要，因为该处压痛可能意味着其下的舟状骨骨折。荷兰的外科医生一定特别喜欢烟草。围绕结构或开口处做连续缝合，拉紧缝线将其收紧，这在全世界范围内被称为"荷包缝合"，但在荷兰，它被称为"烟草袋缝合"。糖尿病导致小腿细长动脉的钙化硬化形似用白色黏土制成的用于吸烟的细长管，被荷兰人非常生动地称为"烟斗管硬化"。

雪茄在19世纪开始流行，而香烟在20世纪才广泛普及。在这之前，通过嗅闻、咀嚼或抽吸烟斗雪茄，烟草只能到达口腔、鼻子和喉咙，而没有进一步渗入身体。4个世纪以来，这导致了多种形式的癌症，但仅限于呼吸道的上部。例如，口嚼烟草会导致唇和舌发生癌症，而吸雪茄导致喉部癌症。在17世纪，出现了一些口腔肿瘤病例的记录，例如，在阿姆斯特丹外科医生约伯·范·米克伦和尼古拉斯·杜尔的书中，以及弗里德里克·鲁谢记录的一个特殊案例："意外用刀和发红的烙铁切下了上颚的腐肉（癌）"。西格蒙德·弗洛伊德，一位因常常叼着雪茄而闻名的精神分析师，1939年死于口腔癌。受人喜爱的德国皇帝弗里德里希三世也是一名吸烟者，在1888年悲惨地死于喉癌。但是肺癌一直很罕见，甚至几乎不存在。来自身体其他部位的癌症有时会扩散到肺部，但是起源于肺组织本身的原发性肺部肿瘤几乎不会发生。1912年发表的一篇论文，列出了当时记录在案的所有肺癌病例，只有不到400例。然而在1920—1960年，肺癌病例突然爆发性地增加，成为一种"正常"的疾病。肺癌最终成为癌症当中最常见的死亡原因，每年全球有超过100万人死于肺癌。一开始，没有人知道这些肿瘤来自哪里。

直到近代，癌症还很罕见，大概是出于人们更早死于其他原因，而癌症通常发生于年龄较长者。遗传学的发展已经阐明了数种癌症中完全正常运作的细胞突然转变为恶性的原因，而人们只在有限类型的癌症中发现了明确的外部原因。1761年，约翰·希尔成为第一个在长期使用鼻烟和罹患鼻腔癌之间找到明确联系的人。1775年，帕西瓦尔·波特指出，英国烟囱清扫工中阴囊癌的发病率异常之高，必然与烟尘有关。后来，膀胱癌与涂料中使用的溶剂之间的联系也被发觉，但长期以来肺癌病例暴发的原因仍然是一个谜。20世纪30年代，已经有人怀疑这与吸烟有关，但直到20世纪50年代进行了一些大规模病例调查，这才得到最终证明。即便如此，这个结果还是花了很长时间才被内科医生和外科医生接受，没有人想要去相信。

事后看来，统计图表非常清晰地显示出肺癌病例的增加与香烟消费的增加完全平行，只是在时间上推迟了约20年。在香烟成为现代文化和数百万人日常生活中不可或缺的一部分之后，吸烟造成的损害才全方位显现出来。不仅仅是电影明星和音乐家，直到20世纪70年代，医生在自己的诊室里抽烟，孩子在生日那天给他的同学甜香烟，给老师真正的香烟，都是完全正常的。

吸烟还会引起其他类型的癌症，如乳腺癌、胰腺癌和皮肤癌。此外，它还会引起肺气肿和慢性支气管炎，并且是心血管疾病的主要病因。没有任何职业（除了香烟制造商之外）比外科医生从这种坏习惯中获益更多。血管外科医生的大多数患者都是吸烟者（由吸烟导致的动脉硬化造成间歇性跛行、脑卒中和阳痿），心脏外科医生（吸烟相关的动脉硬化导致心脏病发作）和肿瘤外科医生（吸烟导致各种癌症）也是。"多亏"了香烟，肺外科变得尤为重要。

肺部手术尤其具有挑战性，因为肺是一种特殊的器官。肺的左右叶彼此分开位于密封的胸腔中。为了到达肺部，必须在两个肋骨之间将胸部切开，这种手术被称为开胸术，即在胸部做切口，因此肺部手术也被称为胸外科手术。

两根肋骨之间的距离不到2厘米。要在胸腔里的肺部进行手术，这个小间隙必须扩大到足够让双手进入。这就是为什么在开胸手术中，患者需要侧卧，同时手术台的头尾两端均向下倾斜，因为这样肩膀和骨盆就会低于肋骨，这就是所谓的"折断"手术台。沿着肋骨切开皮肤，移动或放松背部、胸部和肩胛的一些肌肉，使肋骨可见。胸腔通常在第四和第五肋骨之间被打开，然后用一种特殊的肋骨撑开器插入两根肋骨之间，慢慢地撑开肋骨，直到缝隙达到约20厘米宽。手术台的"折断"有助于打开胸腔，这样你可以看到胸腔里的肺，以及左边的心包，包裹着跳动的心脏。

呼吸使我们的肺一直和外界接触。因此，大量的外来物质和病原体会使肺的外观发生改变。年轻的肺呈淡粉色，十分柔软，而老烟民的肺是黑色的，发硬，布满颗粒。这也意味着肺部手术更容易导致感染。肺是人体中独特的器官，有自身的循环系统。它们的血供来自心脏的右半部分，而不是左半部分，肺部动脉的血压也只有身体其他部位血压的1/5。这是必要的，因为肺中的脆弱肺泡难以承受高血压。因此，肺动脉的壁更薄、更脆弱，手术缝线很容易扯开。

气管也很棘手。这些坚硬的管道可以抵抗吸入和呼出空气造成的永久性波动，软骨环使之保持开放，这使得用缝合线闭合支气管非常困难。为了确保缝合处是密封的，在过去会将缝线浸在石蜡里。今天，我们会使用缝合钉。即便如此，当患者在手术后咳嗽时，缝合处也承受着相当大的压力。肺就像海绵一样含有空气，它们不能自己保持开放，而是被胸腔的负压吸开，所以手术后，必须在肋骨之间插入一根塑料胸管来恢复负压。然而，切除整侧肺（肺切除术）会留下一个压力本不应为负的空腔。空洞的胸腔会逐渐被液体充满，再被疤痕组织替代。同时，感染或漏气会导致严重的并发症。

吸　烟

没有什么比吸烟更不健康的了。吸烟者不愿意接受这一点，"过马路也会被撞死"是他们在看医生时最常说的借口之一。这或许是事实，但2015年欧洲有2.8万人死于交通事故，远远低于同年死于吸烟的70万人。世界上大约有1/4的人吸烟。他们中的一半人会死于他们的这一习惯，而这些人中还有一半甚至在他们达到退休年龄之前就会死去。第二个最常见的借口是：

"我爷爷一辈子都在吸烟，也没有得肺癌。"这或许也是真的，但吸烟引起的健康问题远远不只是肺癌。在抽了一辈子烟之后，爷爷很有可能死于脑卒中、心脏病、肺气肿、胰腺癌、主动脉瘤或腿部坏疽——所有这些疾病都是由吸烟引起的。阳痿、面部皱纹、牙龈感染和胃溃疡都不会致命，但它们都与吸烟有关。儿童中耳慢性感染几乎总是发生在父母吸烟的情况下。怀孕期间吸烟会影响孩子的发育。最重要的是，吸烟是术后并发症的一个重要风险因素，不管是什么并发症。所以，如果你不得不接受手术又担心手术风险，不要用点燃香烟来缓解压力。还是戒烟吧。

切除整侧肺的另一个问题是，突然之间，整个循环系统从流经两侧肺变为一侧。这使得血液流动的阻力加倍，心脏的负荷骤增。1931年，鲁道夫·尼森（后来为爱因斯坦做手术的外科医生）给一个11岁的女孩做了手术，首次成功地切除了整个肺叶。第一次尝试时，她出现了心脏骤停，但第二次尝试时，她的心脏承受住了血液循环的突然变化。在这一壮举之前，只有肺部分切除术（例如治疗肺结核），但这种手术的风险较低，因为总是有足够的肺组织来填充胸腔。

两年后的1933年，在美国圣路易斯进行了首例成功的肺癌全肺切除术。做手术的外科医生埃瓦茨·格雷厄姆，后来在香烟的故事中扮演了一个不同的角色。格雷厄姆和他的患者、48岁的妇科医生詹姆斯·吉尔摩都是烟民。支气管镜诊断出吉尔摩的左肺患有癌症，支气管镜是一种气道的内镜检查，当时的检查方法是把一根笔直的硬管子从患者嘴里伸进气管。吉尔摩权衡了自己的机会——似乎希望不大。在此之前，格雷厄姆只对实验动物进行了全肺切除术。因此，这次手术是一个危险的实验，但死于肺癌将是非常折磨人的。手术前，吉尔摩让牙医把自己补牙用的黄金取出来，用它们买了一块墓地。手术前一天晚上，一位住院医生来到吉尔摩的床边，让他赶快离开医院。但手术还是进行了。开胸出奇地顺利，肿瘤清晰可见。格雷厄姆用夹子夹住肺动脉一分半钟，看看心脏是否能承受额外的压力。没有出现严重的问题，于是他结扎了肺动脉，然后结扎了静脉和初级支气管。肺已经被剥离了。

　　格雷厄姆把这个巨大的器官从胸腔中取出来后，发现胸腔里还剩下很大的空间，于是他又花了一个小时移除了几根肋骨，以便让胸腔稍微塌陷一些。这使得胸腔的形状奇怪地扭曲着，但确实缩小了胸腔的大小。吉尔摩在医院里住了75天，由于感染不得不又做了两次手术。尽管如此，他还是完全康复了，恢复了妇科医生的工作，没有出现任何问题，除了只剩一侧肺。

　　吉尔摩非常幸运。肺癌是一种致命的疾病，通常在确诊时就已经扩散，即使可以治疗，在接下来的几年里复发的可能性仍然很高。吉尔摩医生的案例中，肺癌显然是在早期发现的，因为手术后再也没有复发。他又活了40年（并且一直抽烟直到死去）。

　　在白金汉宫为国王乔治六世进行的手术也很顺利，尽管我们不太了解国王对手术的反应和康复情况。那一年，他在电台上发表的圣诞致辞显得很是虚弱，而且是由事先录制的各种片段剪辑而成的。国王在这次肺切除术后只活了4个月就在睡梦中死于心脏停搏，享年56岁。他的女儿及继任者伊丽莎白，当时正在肯尼亚访问。回家后，她成为英国女王。

　　右肺切除并不是乔治六世一生中接受的唯一一次手术。1917年，他因消化性溃疡做了手术，1949年因腿部动脉硬化做了手术。这3种疾病——动脉硬化、消化性溃疡和肺癌——都与吸烟有关。当然还有导致国王最终死亡的心脏停搏。

　　事实上，与吸烟有关的疾病在皇室家族中并不罕见。乔治六世的父亲乔治五世和祖父爱德华七世都是重度吸烟者，也都死于肺气肿。他们也同样曾在王宫里做过手术，爱德华在加冕那天得了阑尾炎，乔治得了肺旁脓肿。

乔治六世的二女儿玛格丽特公主，十几岁时就开始吸烟，1985 年患上肺癌，并成功进行了手术。尽管几年前她就戒烟了，但她还是在 2002 年死于与吸烟有关的脑卒中。乔治六世的母亲玛丽女王于 1953 年去世，比她的儿子晚 1 年，死于同样的疾病——肺癌。乔治的兄弟爱德华也抽烟。如前文所述，1964 年 12 月，他在休斯敦接受了外科医生迈克尔·德贝基的动脉瘤手术，后来被诊断为喉癌——不用说，这两种疾病都与吸烟有关。

皇家外科医生克莱门特·普赖斯·托马斯被自己的患者封为爵士。这位外科医生继续吸烟，结果得了肺癌。查尔斯·德鲁和彼得·琼斯为他做了手术，他们曾在白金汉宫协助过他，现在自己也成了外科医生。他们为普赖斯·托马斯做了肺叶切除术，切除了一部分肺，并取得成功：普赖斯·托马斯健康地活了许多年。

圣路易斯的外科医生埃瓦茨·格雷厄姆曾认为肺癌与吸烟有关的观点是荒谬的。为了证明自己是对的，他对 684 名肺癌患者进行了研究，但发现了完全相反的结果。这项发表于 1950 年的突破性研究表明，癌症和吸烟之间存在无可辩驳的联系，首次证明了吸烟具有致癌作用。然而，在随后的几年里，香烟的销量继续攀升。对于抽了一辈子烟的格雷厄姆来说，此时意识到自己对身体的伤害已经太迟。他本人患了肺癌，于 1957 年去世。他的患者詹姆斯·吉尔摩在他弥留之际探望了他。尽管吉尔摩只有一侧肺和畸形的胸部，但他非常健康。烟草制造商菲利普·莫里斯公司当年的年营业额为 200 亿美元。

安慰剂

第五个登上月球的人：艾伦·谢泼德

在中世纪，如果想要为自己的葬礼添加一点光彩，可以聘请一群僧侣前来吟唱《诗篇》第114篇。最后一句话尤其给最后的告别增添了戏剧性："我会在活人之地使耶和华喜悦"。价钱并不便宜，但它能使这场送行被人铭记。当然，唱诗的人本身与死者并没有关系，他们的哀叹完全是装出来的。从本质上讲，他们是假的哀悼者、商业的神职人员，人们用他们最戏剧性的唱词嘲讽他们为：安慰剂（placebo），拉丁语意为"我会讨好"。

在处理医疗问题时，安慰剂并不具有实际效用，但是有时可以产生有益效果。其中一个众所周知的例子是顺势疗法，即对于一些特定的毛病，给患者开出不含有效成分的混合物。安慰剂并不一定是药水或药丸。精心设计的针灸以及整骨疗法都是形式上的"治疗"，而实际上则完全不算。因此，安慰剂本身没有任何有益效果，但"相信它"的这一行为是有效的。达到这种效果的机制完全是心理上的，包含期望、认可、关注和暗示等元素。曾经有一段时间，人们认为安慰剂能在医疗上起到重要作用，但事实证明并非如此，它的功能非常有限。因此，安慰剂治疗的结果有时是有益的，但是大多并没什么用。例如，在顺势疗法中，医生和患者通常保持着长期联系。这种联系不会以治愈结束，而是由于反复使用不起作用的药物而长期存在，从而使症状也持续存在。它最大的缺点是，患者越来越多地被贴上慢性病的标签，恢复正常而健康的生活越来越困难。

安慰剂效应并不是什么新鲜事。在荷兰的斯海尔托亨博斯市，圣约翰大教堂圣母堂的墙壁上装饰着银制或蜡制的腿或手臂状的还愿礼物，都是几个世纪以来痊愈的患者出于感激捐赠的。据称圣母马利亚曾在一位年轻的牧羊女身上现身，在她现身的卢尔德的洞穴中，挂满了发现自己能够再次行走的残疾人的拐杖。

安慰剂效应遵从许多规则。首先，患者必须确信它会起作用。因此，他或她必须不知道（或不想知道）治疗是假的。如果实施的人也认为它会起作用，效果会加强。如果能够在特定的氛围和环境下实施则会更好，因此外科手术有潜力成为一种强大的安慰剂。毕竟，如果患者和外科医生不相信手术会成功，就不会冒着并发症的风险做手术了；而且，手术比药丸或药水更具戏剧性。

对于那些因健康不佳反而得到大量好处的患者，安慰剂效应较弱，例如，有些人享受因生病而受到的同情和关注。相反，对于那些治疗成功的获益超过一般人的患者，安慰剂效应会得到加强。

艾伦·谢泼德在1969年同意进行一项手术，没有人能够像他那样从康复中得到巨大的收获。谢泼德正在排队等候一次终极冒险，却患上一种疾病，险些失去这次千载难逢的机会。

谢泼德成为第一个进入太空的美国人，当时他已经37岁了。尽管飞行时间只持续了15分钟，他的"水星号"飞船也只是进行了亚轨道飞行，但谢泼德仍是一位英雄，至少在美国是。这个任务实际上已经迟了——23天前，苏联人尤里·加加林已经成为太空中的第一人，并且在地球轨道飞行了1个多小时——但谢泼德的飞行预示着一场更伟大冒险的开始：月球之旅。

水星任务之后是"双子星号"飞船计划和"阿波罗计划"。在最初的7名"水星号"飞船宇航员中，有6人在登月成功前的一系列任务中发挥了作用。约翰·格伦是第一个绕地球轨道飞行的美国人，第二个是斯科特·卡朋特，戈登·库珀是第一个在太空中度过一夜的人，加斯·格里森是第一个在月球太空任务中牺牲的人，沃尔特·席尔是第一个驾驶"阿波罗号"飞船的人，迪克·斯雷顿是最后一个。

只有艾伦·谢泼德没有进一步发挥作用。他的身体状况不适合执行任务，因为他患有梅尼埃病——准确来说是特发性前庭功能障碍。特发性是指没有明确可识别的病因，前庭是内耳中调节自身平衡感的系统。这种疾病会引起自发性发作的眩晕和耳鸣。谢泼德会突然听到左耳发出嗡嗡的声音，感觉周围的一切都在旋转。然后他开始恶心，就像晕船一样，严重时不得不呕吐。他服用一种名为乙酰唑胺的药物来对抗这种疾病，因为有人认为这种病是由于内耳前庭系统的半规管内淋巴液压力过大引起的。乙酰唑胺是一种利尿剂，即能够促进水排泄的药丸，可以减少内耳中多余的液体，但不幸的是，它在谢泼德的身上不起作用。突发性的头晕、呕吐和失去平衡，对于要在喷气式飞机以及太空火箭上度过数百小时的试飞员来说，自然是灾难性的。

谢泼德不能再飞行，于是接受了一份美国国家航空航天局（NASA）办公室里的工作，很快他就获得了机构中"脾气最坏员工"的称号。在他的同事一次接着一次地进行太空旅行时，谢泼德听说了一个新的实验性手术也许能够帮助到他。外科医生则完全相信它会有用。

在尼尔·阿姆斯特朗飞往月球的前几个月，谢泼德在洛杉矶由耳鼻喉专家威廉·豪斯进行手术。豪斯将一根微小的硅胶管插入颞骨的岩部，进入内耳排出多余的内淋巴液。这种方法称为内淋巴分流术。从理论上讲，这会降低前庭系统的压力。手术的细节在这里不是很重要。重要的是，在手术后，谢泼德再没发病。

NASA的医生对他进行了检查，认为他可以执行飞行任务。1969年5月，45岁的谢泼德重新成为一名宇航员，并开始为"阿波罗13号"任务进行训练。由于年龄偏大，他需要更长的时间来适应前往月球的航行，所以他被调整到下一个任务。事后看来，这对他来说是个幸运的决定，因为"阿波罗13号"在飞行中遇到了麻烦（那句著名的"休斯敦，我们遇到了一个问题"是替换他的宇航员所说的）。1971年1月31日，艾伦·谢泼德终于飞往了月球。作为"阿波罗14号"的指挥官，他甚至负责整个计划中最艰巨的任务：1971年2月5日，让心大星登月舱在弗拉·莫罗高地着陆。这是所有阿波罗任务中最精确的一次登月。

宇航员必须站起来进行这种操作，这样他们才能靠自身的平衡感感受登月舱在月球弱引力中的运动。谢泼德完美地完成了任务，10多年后，内淋巴分流术的效果被证明完全是基于安慰剂效应，他的伟大才得以显现。

以下实验证明了这一点：对一组患有梅尼埃病的患者进行了手术测试。通过抽签决定分组。内淋巴分流术的一个重要步骤是去除乳突，即耳后可以摸到的骨性突出，它是颞骨的另一部分。移除它之后，外科医生就能够进入内耳腔。半数的患者接受了完全的内淋巴分流术，而其他患者仅移除了乳突——这不会对其症状造成任何影响。从外表不可能看出或感觉出做的是哪种手术。随后，他们在3年的时间内都接受了测试，患者和测试他们的医生都不知道谁曾经做过哪种手术。这被称为双盲试验，完整地来说是随机双盲安慰剂对照试验。结果显示，超过2/3的患者症状得到改善，无论他们经历的手术是真是假。

人体的位置和方向

解剖学位置和方向的确切指示对于医生之间的良好沟通至关重要。为此，他们使用拉丁语和希腊语中的术语。正是这些术语使得外行人难以理解。前侧（anterior）和腹侧（ventral）（朝向venter，腹部）均指向前，后侧（posterior）和背侧（dorsal）（朝向dorsum，背部）均指向后。头侧（cranial）

意味着向上（朝向cranium，头部），尾侧（caudal）意味着向下（朝向cauda，尾部）。外侧是指靠近侧面，内侧指靠近中间。因此，眼睛位于鼻的外侧，耳的内侧，口的头侧。也可能出现组合，例如前内侧或后外侧。近端和远端分别意味着相对于身体的核心接近或远离。所以肘在肩的远端、手腕的近端。浅（superior）和supra- 指在上面，深（inferior）、sub-、infra- 指在下面。Intra- 指在其中，inter- 指在之间，para- 指在旁边，juxta- 指靠近，endo- 指在内部，exo-和 extra- 指在外部，retro- 指在后面，per-和 trans- 指通过，peri- 指在周围。中央和外周不言自明，median指中线。Volar和palmar均指掌侧，即拇指指向外侧时的前侧。Plantar是足底。手的拇指侧是桡侧，小指侧是尺侧，手背是背侧，脚的上部也是背侧。矢状面（sagittal plane）将身体左右分开——如同箭把你劈成两半（sagitta是拉丁语中的"箭"）。冠状面将人体分为前后两部分，横切面或称水平面将人体分为上半部和下半部。在医学中，外科和解剖学的左右总是从患者的角度来说的（否则你必须指明是从前面还是后面观察患者）。

很难说安慰剂效应在多大程度上有助于手术的成功，它可能比我们想象的更重要。幸运的是，由于随机双盲安慰剂对照试验，在艾伦·谢泼德身上进行的那种纯安慰剂式的手术越来越少。然而在过去，手术的结果没有被系统地记录，发表的科学论文通常仅限于成功的独立案例，而不是为大量患者提供平均数据。外科医生一旦看到已有有利结果出现，他们就会进行手术，而不会批判性地研究其他经历过相同手术患者的结果。这就是许多世纪以来，纯安慰剂式的手术——放血——成为最常进行的外科手术的原因。

放血几乎被当作包治百病的疗法：伤口感染、发烧，甚至反直觉地用于严重出血。虽然大量患者死于放血，但它必定也对某些人产生了有益的影响，否则它早就被放弃了。然而，这种益处一定是纯粹的安慰剂效应，因为根本没有证据表明放血在医学方面是有益的。换句话说，如果艾伦·谢泼德和他的外科医生相信放血有用，谢泼德很可能在放完血之后也能前往月球，和内耳经历复杂手术的道理是一样的。

进行放血的通常是用刀的男人——外科医生或理发师。这种传统想必源于数千年前的驱魔仪式，医师会切开受害者来驱除恶灵（疾病）。古希腊人会举行祭酒：在地上泼洒红酒进行祭献。因此，放血可以看作与祭献相当。由于失血可能导致受害者虚弱，他们看起来像是进入了恍惚状态，或是屈服于众神。直到中世纪，对恶灵的迷信仍然是放血的重要原因，但在接下来的几个世纪中，外科医生青睐更为理性的解释：排出身体中被疾病或感染"腐化"的血液。其中一种方法是在上臂扎上一条止血带，使血液从肘部的切口流出（这就是"坏血"这个说法的出处）。

用于放血的特殊刀具被称为放血刀，它的设计使其不会切得太深。最佳切口部位是肘窝的褶皱处，因为其表面下方就有静脉。不幸的是，静脉深面不远处就是上肢的大动脉，因此，如果外科医生切得稍微深了点，"放血"就会变成"血洗"。好在这两个血管之间穿行的腱膜（扁平的肌腱）提供了些许保护，因此它们被称为fascie grâce a Dieu，即"上帝保佑"的腱膜。

健康的身体可以每天用新生血液补充一次放血的量，但一周后，身体的铁储备就会被耗尽。在医学史上，我们不能用积极的眼光去看待放血的流行。我们当然可以原谅，旧时代的医生和治疗师因缺乏知识和理解而无法治愈疾病或创伤，但仅仅因为不知道更好的办法就故意造成致命伤是十分荒谬的。直到19世纪末，放血疗法开始悄然消失，也许是因为，随着各种疾病越来越多真正有效的治疗方法被发现，医生们不再相信放血的用处，安慰剂效应也随之减弱。

然而，放血疗法被弃用后，又出现了一些现在被认为是纯安慰剂式的手术。在19世纪，高龄的法国生理学家查尔斯·爱德华·布朗·塞加尔给自己注射了一种用豚鼠睾丸配制的药水，并称其具有使人年轻化的功效。通过这些实验，他奠定了内分泌学——医学中研究激素的一个分支——的基础，外科医生开始在患者身上植入动物睾丸的切片以达到年轻化的目的，其效果出奇地好。但许多手术或多或少依赖于安慰剂效应，如切除悬雍垂以改善睡眠、剥除曲张静脉治疗不宁腿综合征（Ekbom综合征）、进行疝气手术以减轻慢性背痛、对胸痛患者进行胃食管反流手术、脊髓植入电极治疗慢性疼痛、腹腔镜腹股沟疝手术治疗运动员的腹股沟疼痛、对帕金森病患者进行脑外科手术，以及网球肘（肱骨外上髁炎）的手术治疗。

为了缓解无法解释的慢性症状而使用手术方法时，有益的结果往往是由于安慰剂效应，而不是问题真正得到了解决。"症状没有明确原因"的医学术语是"e cause ignota"或"e.c.i."，拉丁文中"原因待查"的意思。一个很好的例子是，有各种各样的手术来治疗慢性腹痛，即使是在原因不明的时候。新出现的手术往往效果最好，这令它们看上去很可疑。它们此起彼伏，如同时尚潮流。新的似乎永远比旧的更好，创新通常意味着有用。例如，在20世纪六七十年代，切除健康的阑尾来治疗原因待查的慢性腹痛风靡一时。到了20世纪八九十年代，人们相信这些莫名其妙的症状可以通过松解腹腔的粘连来缓解。对于一模一样的症状，现在流行的做法是切断腹壁浅表神经，不再通过手术松解粘连或切除健康的阑尾。

外科医生倾向于将好的治疗效果完全归因于自己的作为。他们心想："患者带着问题来找我，我对他们进行了绝对有效的治疗，患者健康又满意地回到家。这是我的工作带来的好结果。当然，这都是意料之中的。"这种过分自信的思考和行为方式被称为自利偏差。实际上，外科医生应该在每一场手术后自问，患者症状的消失是不是手术造成的，还是并非如此。也许这些症状本来就会自行消失？也许后来症状再次出现了，只是患者没有再来找他？评价治疗价值的唯一方法，就是使自己跳脱出患者和外科医生之间一对一的关系。

要客观评价一种外科手术的真正价值，只能通过对大量相同疾病的患者进行相同的手术，最好是在不同医院由不同医生进行。现代外科学中，这种价值评价被国内或国际医疗指南所采用。指南会定期修订，因为新的患者会带来新的结果，从中会获得新的见解。

如果某些手术被证明是安慰剂式手术，即使许多患者从中受益，也不值得继续进行，因为它们价格昂贵，还会产生不必要的预期。此外，在许多情况下，它们根本不起作用或是仅仅暂时有效，哪怕看上去确实有效，也是因为症状无论如何都会消失。许多慢性症状本身就会有规律地反复，难以解释。当然，用虚假的治疗方式欺骗患者本来就是不对的。所有手术——包括安慰剂——都有并发症的风险，因此时下流行的假手术是不可取的。

但是，即使手术被揭穿是安慰剂，也需要一段时间才会被淘汰。用关节镜手术（微创手术）治疗膝关节炎（膝关节的骨关节炎），在2002年被揭穿为安慰剂手术。由于患者的反馈良好，这种手术变得非常流行，尽管它实际上除了检查、冲洗和清洁外，对膝关节几乎没有什么作用。

为了验证这一点，美国休斯敦的骨科医生布鲁斯·莫斯利给一大群患者进行了假的膝关节镜手术。莫斯利在皮肤上开了3个小口，在患者的眼前摆弄了各种各样的仪器，把冲洗液洒在地板上，使一切看起来尽可能真实。结果是惊人的。使用关节镜冲洗磨损的膝关节，费力地刮除软骨的磨损，平整受损的半月板，与假装这样做一样，对疼痛的改善同样大，对关节功能的影响也一样小。然而，膝关节镜手术仍然是世界上最常见的骨科手术。一瘸一拐地走到私人骨科诊所去看磨损的膝关节，已经和喝卢尔德的圣水、在斯海尔托亨博斯的圣母雕像上点蜡烛，或者去理发店放血，没有什么区别。你所要做的就是相信它。

12个人曾登上月球——尼尔·阿姆斯特朗、巴兹·奥尔德林、皮特·康拉德、艾伦·比恩、艾伦·谢泼德、埃德加·米切尔、大卫·斯科特、詹姆斯·欧文、约翰·杨、查尔斯·杜克、哈里森·施密特和尤金·塞尔南。在所有这些人中，谢泼德是最年长的。我们可以想象一下，尽管他做了内淋巴分流术，但还是在太空出现了症状，如果他在戴头盔时呕吐，可能会造成窒息。在"阿波罗13号"的戏剧性事件发生之后，这也许将意味着月球任务的彻底终结。我们并不清楚在他回到地球后，梅尼埃病有没有发作。谢泼德于1998年死于白血病。

21 脐疝

一位丰满女士的悲惨死亡：卡罗琳王后

古希腊的哲学家们一针见血地指出这个世界的运作原理。从一开始，他们就将整个科学概括为一个简单的原则：万物皆无定数，皆在不停变化，从古至今。公元前6世纪，赫拉克利特用一个词语传达了这种想法，"panta rhei"——"万物皆流动"。当你第二次去看一条河流，它仍是同一条河，但水却不同了。

生命也是流动的河，不改其形却不停变化。医生最懂得这一点。如果患者的症状令医生无法解释，最好的治疗方法就是等待。大多数的症状都会自行消失，因此医生往往会让你过几天再来，等待更好的时机。只要医生对自己有把握，恰如其分的等待就是最好的诊断方法。可难点在于，如何劝说受苦的患者、担心的家属还有你自以为是的同事们，让他们理解你为什么看上去什么都没做。毕竟，多数人认为，作为外科医生，不应该什么都不做。但其实明智的等待并不比采取行动更轻松，评价外科医生优秀与否也不取决于他手术的快慢，而是结果如何。因此，一位好的外科医生熟悉各种疾病和病症的病程，既不会等得过久，也不会干预得过早。

伤口感染的病程是几天，如果几天后没有化脓，就不会再化脓。癌症的病程是几个月，如果几个月之后没有发现肿瘤，说明一开始就没有肿瘤。肠吻合口瘘（肠道的两端通过手术缝合）的病程是10天，如果10天后没有渗漏，就不会出现渗漏。大腿动脉完全栓塞的病程是6小时，如果6小时后没有坏死，就不会有事。对于小肠梗阻（梗阻部位在较细的肠管），你尽可以在它破裂之前等上几天，但对于结肠梗阻（梗阻部位在较粗的肠管），就要尽快处理了。然而，任何部位的肠梗阻一旦出现绞窄都会在数小时内危及生命，因为肠壁会因缺少血液供应而坏死。

18世纪的外科医生约翰·兰比为乔治二世的妻子卡罗琳王后进行治疗，可他等得过久了。直到她的病症一直没有好转，他才终于决定采取行动。这使得他的患者送了命。但是在当时，不管是这位医生，还是其他任何人，都不知道王后到底得了什么病，因此并没有人责怪他。他还被封了爵，因为不管怎么说，他最终还是把手术刀插入了王后的肚脐。做得迟也比不做好，当时的人们一定是这么想的。

卡罗琳王后叫他"傻瓜"。约翰·兰比曾是伦敦一家理发师-外科医师协会的会员，1745年外科医师协会单独成立后，他出任了首任会长。这是第一个真正的外科医生协会，后来演变为负有盛名的皇家外科医师学会。兰比是个举止粗俗又愚笨的人，尽管受到上层社会精英的尊敬，但他在外科生涯中并没有取得什么成功。

勃兰登堡-安斯巴赫的卡罗琳是贵族后裔。她嫁给了乔治·奥古斯都——乔治·路易斯的长子。乔治·路易斯是汉诺威王朝的选帝侯，后来成为英国国王乔治一世。1714年安妮女王去世后，英国皇室中只有遥远的汉诺威分支还留有新教教徒后代。于是老乔治和他的儿子、儿媳卡罗琳一起乘船前往英国，继承王位。这个德国家庭一抵达，突然发现自己身处非常时髦的英国假发时代，后来以他们的名字命名为"乔治亚时代"。

英国王室成员彼此之间讲法语，在公共场合则讲着德国口音浓重、令人费解的英语。这两位乔治都是臭名昭著的大胖子，他们粗野、愚钝、喜怒无常。而王妃卡罗琳则完全相反。她有趣、迷人、机智、美丽出众，她和她的侍女们成为魅力和风尚的标志。当时流行曼图亚礼服，这是一种奇形怪状的裙子，臀部两边有一对巨大的侧摆，用鲸骨加强筋支撑着，女士们穿着它，宽到通过一扇门都要侧着身子。她们还会戴上非常高的假发，厚厚地抹上一层有毒的铅颜料，把脖子和脸涂成明亮的白色，再在嘴角上方画上一颗美丽的黑痣。之后，她们连人带着裙子、假发，被塞进一辆两个仆人抬着的单人轿子里，在伦敦的舞会之间辗转奔波。然而，当卡罗琳上了年纪，她坐不进自己的轿子，也穿不进自己的衣服了。

乔治一世在1727年夏天前往奥斯纳布吕克的途中死于脑卒中。他在去汉诺威路上的一个车站吃了太多草莓，导致消化不良，在荷兰小镇德尔登的厕所里蹲了一夜。新国王乔治二世和他的配偶卡罗琳王后为王位等待了13年。这么多年奢侈和懒散的生活，让一度美丽的卡罗琳肥胖得无可救药。尽管卡罗琳的真实身材从未在画像中展示过，她的胸部也并没有传说中那么夸张，但成为王后时，她的身躯已经变得如此庞大，以至于在没有仆人帮助的情况下，她连在自己床上翻身都做不到。她的国王丈夫找了一个情妇——自己妻子的首席侍女，但无论王后多么不满，她仍然爱着他，他也如此。

酸

为了生存，我们身体里的许多系统必须协同工作。我们的新陈代谢，呼吸，血液凝固，免疫防御，消化，腺体分泌体液和激素，吸收营养物质，消除有毒废物，血液循环系统，肌肉工作，思考，细胞分裂和组织生长，水平衡，矿物元素的分布，以及其他一系列的功能都需要彼此依赖才能维持正常工作。为此，我们的身体必须创造一个稳定的环境，使这些系统以最佳状态运作。我们的体温必须保持在37℃，理想的pH值维持在7.4（比纯水的酸度略低）。我们的新陈代谢和呼吸燃烧卡路里产生酸性废物，包括乳酸和二氧化碳（CO_2）。过量的酸通过肾脏和呼气从血液中排除。坏死组织和细菌产生的毒素也是酸性的。严重感染或细胞大量死亡的患者会呼吸加快，排出

（呼出）更多二氧化碳来代偿多余的酸。如果患者过于虚弱，不能排出更多的二氧化碳，血液中的酸含量将上升到一个危险的水平。这就是所谓的酸中毒。它会对身体的所有系统造成直接的有害影响。当这些系统失灵时，人体中的pH值将进一步下降。这是一种恶性循环，直至死亡。

卡罗琳大概并不为自己的暴饮暴食和身材感到羞耻。普通市民可以购买门票去观看这对皇室夫妇周日的用餐。人们可以看到他们肥胖的王后狼吞虎咽，大吃特吃。但是她有一个秘密，只有她的丈夫知道。在她最小的女儿路易丝公主出生后，由于体重过重和多次怀孕，她的腹部中心出现了一个肿块。她巧妙地把这个鼓包藏在衣服下面。这其实是脐疝，最终发展到了"巨大的尺寸"。没有人知道它到底有多大，但是对于超重的人来说，脐疝有可能会达到像西瓜那么大。有些甚至在自身重量的拉扯下，会下垂到膝盖以下，如同一个细长的囊。

脐疝是指肠管或其他腹腔器官通过脐突出（或疝出）腹壁的肌肉。肚脐开口自出生后残留，其直径通常不超过半厘米，小到足以承受腹部的压力。然而，如果腹腔内容物长时间膨胀，例如脂肪组织过多或多次怀孕，脐的开口可能会松弛和拉伸。于是，腹腔内容物可以通过扩大的开口被推出，随着时间的推移，被推出的腹腔内容物越来越多。

如果脐孔继续扩大，突出的肠子会在疝囊中留有足够的空间而不受挤压。只有当腹部的压力骤然上升，比如咳嗽、打喷嚏、大笑或腹肌用力时，肿块才会带来不便和疼痛。当患者仰卧，重力会使疝的压力降低，这样肠子落回腹腔原来的位置，肿块就会消失，直到患者站起来再次出现。这被称为可复性。但即使是可复性的脐疝也不会自行消失。迟早会有更多的腹腔组织进入疝囊。此时症状将加重，患者仰卧时肿块也不会消失。疝不再是可复性的了。如果更多的腹腔内容物被迫进入，疝可能会紧缩，引起突发的剧烈疼痛和呕吐。此外，如果不采取措施降低脐孔的压力，疝中的组织将会坏死。这就是嵌顿疝，"嵌顿"源于拉丁语"incarcerar"，是"监禁"的意思，其中的内容物可能发生绞窄（血运障碍）。嵌顿疝的结果取决于发生绞窄的是哪种组织，处理这个问题的外科医生是谁，尤其是在什么时候进行处理。

1737年夏天，卡罗琳有两次肚子疼得很厉害，但都自行缓解了。11月9日星期三的早晨，她又经历了极度的痛苦，这种痛苦一直持续到11天后她去世。当时发生在王后卧室及周遭的事情，在约翰·赫维勋爵的回忆录中得到了详尽的记录。赫维勋爵是内廷宫务副大臣，也是这对王室夫妇的私人朋友。王后感到剧痛难忍，还伴有呕吐。可是那天晚上，她还是坚持像往常一样出现在客厅里。晚上，她继续干呕，无法平卧，薄荷水和草药苦味剂并没起到作用。皇家外科医生约翰·兰比被召唤而来，他采取了简单粗暴的措施：他给卡罗琳喝了威士忌，并立刻给她放血355毫升（12盎司）。

第二天对兰比来说是忙碌的一天。因为王后没有感到任何好转，他先是给她放了更多的血。然后他不得不照顾卡罗琳王后的女儿小卡罗琳，她在母亲床边哭了很久，直到流了鼻血。对于这位痛苦的年轻女士，兰比毫不犹豫地给出了治疗方案。他也给她放了血——还放了两次。与此同时，王后被各种各样的医生所烦扰，他们尝试着各种各样的治疗方法。他们在她的腿上烫出水泡，让她喝药水冲洗肠道，尽管没有人知道她究竟出了什么问题。他们把这一切都归因于"胃痛风"。其中一名医生被国王扇了耳光，因为他暗示王后可能无法康复。

星期五早上，王后再次被放血，但疼痛仍在继续，她还把吃的、喝的都吐了出来。到了星期六，国王再也掩饰不住，说出了他妻子的秘密。虽然王后极不情愿，国王把她隐瞒了13年多的脐疝告诉了兰比。直到那时——她发病的第四天——患者才接受了检查。兰比摸到了腹部的肿块，立刻叫来两位外科医生：一位是宫廷外科医生，名叫布西耶，年近90岁；另一位年轻得多，是市里的外科医生约翰·希普顿。当这3位医生照料王后时，乔治二世开始整理妻子的财产。事情终于被严肃对待了。

布西耶建议进行一次大范围的手术，切断疝囊深处的脐孔，这样绞窄的肠管就可以被推回到腹部。这表明这位上了年纪的医生仍然具有敏锐的外科头脑，但显然，他过于超前了，因为兰比反对这个建议，而希普顿也同意兰比，决定再等上一会儿。然而，随着时间的推移，患者的疼痛加剧了。傍晚时分，兰比提出了一个匪夷所思的折中方案，要做一个不超过皮肤深度的切口。6点左右，3位18世纪的专家在勇敢的王后床边，借着烛光进行了手术。她习惯睡在5块床垫上。这一定对3位外科医生的背造成了很大的负担，他们不仅要俯身面对那堆床垫，还要面对他们患者的庞大身躯。兰比的外套被汗水湿透了。就像3个医学院的学生在解剖室里解剖一具尸体一样，他们切开隆起的脐部皮肤，试图把看得见的一切都塞回王后的腹部。这一定是王后一生中最痛苦的时刻，但他们的努力都是徒劳。结果更加悲惨：这位国家最杰出的女性身上现在不仅有一个绞窄的脐疝，而且还有一个巨大的、裂开的伤口。

尽管3位外科医生担忧这可怕的局面最终将会如何收场——他们当然有理由担忧，但他们忽视了王后病情好转的明显迹象。如果肠道真的嵌顿，卡罗琳就活不过那漫长的前五天了。死亡的肠壁会在几小时内使得坏死细胞产生的有毒废物、消化液和肠道内容物进入血液。这将导致灾难性的生化连锁反应，不断增加的酸度将迅速对身体所有系统造成巨大破坏。她最多也只能活两天。但在11月13日星期日，她仍然非常有生气，神志清醒，能对床边的人做出回应。因此，卡在她脐孔的一定是别的什么东西。

腹腔中有一个巨大的结构悬挂于肠道前方，尤其是在肥胖的人中，称为大网膜或网膜。正常情况下，这是介于腹壁和肠道之间的一层薄膜，但在严重肥胖的人体内，大量的脂肪组织聚集在这层薄膜中。因此，嵌顿在王后脐疝中的更可能是她的大网膜而不是肠管。不同之处在于，虽然大网膜绞窄很疼，但它的危险性较低，因为坏死的脂肪细胞比坏死腐烂的肠道造成的危害要小。

星期天，也就是手术后的第二天，外科医生对疼痛的伤口进行了处理。现在在白天，比前一天晚上在烛光下看得更清楚，他们突然注意到疝的深处坏死的脂肪组织。在那个年代，伤口发生坏死，通常被看作是患者将马上死于坏疽的征兆。因此，尽管王后并没有感到病情比前一天恶化，也没有其他迹象表明她即将死去，但3位外科医生认为她现在只剩几个小时了。国王被叫来向她告别。他伤心欲绝。他承诺永远忠于他深爱的妻子，尽管她劝他在自己死后再娶。乔治二世哭哭啼啼地说了一句史上著名的话："不，我只找情妇。"卡罗琳叹了口气回答说："天哪，那有什么区别！"

外科医生们继续进行工作。当他们切除坏死组织时，又一次忽略了一个有利的迹象，伤口中并没有粪便流出来，这意味着他们切除的不是肠道。外科医生们对患者以及她所爱的人的感情，所表现出的可耻的冷漠，使副大臣赫维勋爵感到越来越不安。就在几个小时前，他们刚刚宣布王后命不久矣，然而现在并非如他们所说，这3个人却表现得好像一切正常。脐疝里的坏死组织对王后没有什么直接影响，在随后的日子里，她还接待了首相和大主教。然而，她确实越来越虚弱了。她仍然吃不下任何食物，不停地呕吐。外科医生们每天给她做手术，处理伤口，切除坏死的组织，把手指插进去，用探针探查，当然没有任何的麻醉。在其中一次手术中，上了年纪的布西耶把蜡烛举得离头太近，他的假发着火了。报纸上刊登出每一个可怕的细节，卡罗琳的事情被公开讨论，用赫维的话说，"就好像她在（皇宫）门前被解剖一样"。

直到11月17日星期四，情况才真正出现恶化，肠子穿孔了。她呕吐加剧，大量的粪便突然从伤口流出。大便从王后的肚子里喷涌而出，浸湿了她的床单，流淌在她卧室的地板上，由于恶臭，房间的窗户大开着。可她又坚持了3天，死于1737年11月20日星期日晚上10点，死在最肮脏、最悲惨的环境里，终年54岁。

根据我们现在的知识，如何解释王后的症状呢？最重要的线索是她病程的异常。一开始，她出现的是小肠阻塞。嵌顿性脐疝中发生了肠绞窄似乎说得通。但是，由于肠道上的破口是在8天后才出现的，不可能是由绞窄引起的，因为肠绞窄在几小时内即可导致致命的后果。也可能是肠梗阻的时间过长，压力过大，小肠像气球一样炸开。然而，更有可能是这3位外科医生在王后腹部深处翻来找去导致的。他们在每天的手术中，很容易在已经有压力的肠道上钻出一个洞。王后不停地呕吐强烈地暗示着肠道发生了梗阻。她的小肠被紧紧地挤在一起，也许是和大网膜一起被卡在脐孔里，但没有发生绞窄。如果网膜拉扯着肠道，梗阻的位置也可能在腹腔深处。

无论如何，在那个外科医生对病情的影响往往弊大于利的时代，唯一正确的治疗方法就是在不动手术的情况下将疝推回腹腔。兰比不应该等待，而是应该从第一天就坚持检查患者，在没有事先评估病情的情况下不要放血。然后，他应该用手掌轻柔地按压肿块至少半个小时，试着把隆起的脐部肿块，至少是一部分，推回到腹腔。他这样做甚至不需要挽救即将坏死的疝内容物，因为这显然并不威胁王后的生命，只需要解除小肠的梗阻。然而，一旦他下了刀，一切希望都破灭了。

14年后，1751年12月19日，历史在丹麦重演。卡罗琳的女儿路易丝公主嫁给了丹麦国王，成为王后。和她母亲一样，路易丝也很胖。27岁怀孕期间，她也出现了嵌顿性脐疝。外科医生又一次徒劳地试图救她。在与她母亲相同的可怕遭遇中，她失去了年轻的生命以及自己的孩子。

尽管约翰·兰比在他职业生涯的初期遭遇了这样的惨败，他仍然对自己有很高的评价。他在1744年出版的《枪伤治疗方法》一书中，讲述了自己随后几年在英国军队当军医的辉煌时刻。他的英雄事迹之一是治疗了威廉王子——乔治二世国王和已故王后卡罗琳的小儿子，也被称为"屠夫"。1743年，在奥地利王位继承战期间，威廉王子和他的父亲并肩在德廷根战役中与法国人作战。这是英国历史上国王最后一次亲自率领军队上战场。威廉王子被火枪击中，子弹穿透了他的小腿，造成了一个像鸡蛋一样大的伤口。兰比立即拔出刀，冲过去帮助流血不止的王子。在今天，一个明智的外科医生会解开士兵的裤子评估伤口，用裤腿做一个结实的压力绷带来止血，并尽快使受害者从战斗的混乱中脱离出来。但是兰比用他的刀做了别的事。他在倒下的王子的手臂上开了个口子，给他放血，而且就在战场中央，火枪子弹还在他们的耳边飞过。他放了半升多的血，好像王子腿上的血还没流够似的。在战地医院里，他用面包和牛奶包扎了伤口，又给王子放了两次血。尽管如此，这个年轻人还是活了下来，这使他的外科医生感到极大的光荣和宽慰。后来，兰比就没那么幸运了，因为他的治疗方式实在荒谬可笑。他在为英国首相罗伯特·沃波尔经尿道取出膀胱结石时，造成首相失血过多。当时，除了从已经快要失血而死的患者身上放出更多血以外，他竟想不到更好的办法。

早回家，快康复

22

叛逆与革命：巴西尼和李奇登斯坦

医学、解剖学和外科学中使用了大量的人名命名词，这些名字来源于发明或是描述了某种仪器、解剖结构、状况、疾病或手术的人。意大利的名字无疑是最有魅力的：菲诺切托牵开器（肋骨牵开器）、明恩加扎尼试验（一种用于诊断轻度偏瘫的试验）、多纳提缝合（垂直褥式缝合法）、斯科皮纳罗手术（一种减肥手术）、蒙泰贾骨折脱位（尺骨上1/3骨折合并桡骨小头脱位）、奥迪括约肌（由胆总管括约肌、胰管括约肌、壶腹括约肌、中间纤维等四部分构成的结构）、莫尔加尼陷窝（尿道陷窝）、帕基奥尼氏体（蛛网膜粒）、斯卡帕筋膜（下腹部浅筋膜的深层）、瓦尔萨尔瓦动作（患者用中等力度的呼气动作以克服闭嘴、捏鼻、屏气时的气道关闭阻力，像吹气球一样用力，以增加腹压和静脉回流阻力，可用于检查心和外周血管疾病等）和巴西尼疝修补术。正是在意大利——更准确地说，是在帕多瓦——对人体如何行使各项功能的真正洞见有了初步发展。16世纪，一个来自布鲁塞尔名叫安德烈·范·韦泽尔的人打破了千年以来的传统，即不加批判地运用书本上的古老智慧。他开始切割尸体，为自己寻找真相。他的著名作品《人体的构造》（*De Humani Corporis Fabrica*）出版于1543年，其中范·韦泽尔——他的拉丁语名字安德烈·维萨里更为知名——不仅说明了人体是如何构建的，同时证明了1 000多年来，所有古书中的智慧全部大错特错。

200年后，在同一座城市的同一所大学里，乔瓦尼·巴蒂斯塔·莫尔加尼又做了同样的事情，但他着眼的是患病的人体。他第一次描述了患者存活时的病程，待其死后再进行尸检，看看他们出了什么问题。和维萨里一样，他于1761年出版的《疾病的位置与病因》（*De Sedibus et causis morborum per em indagatis*）也取得了巨大的成功。正是由于这两个人的工作，医学才得以在事实而不是传统的基础上发展。

但随后，科学发展的重心转移到了其他国家。意大利受到外国列强的影响，他们干涉意大利内政，并乐于在意大利半岛上进行战争。我们今天所知道的意大利从1870年才开始存在，在此之前，它是一个独立王国和共和国的集合体。南部是法兰西帝国的一部分，中部是教皇统治下的教皇国，北部在其他国家的影响下被划分为若干小国。这些独立区域的统一，一部分可归功于土匪、游击队战士朱塞佩·加里波第的努力。加里波第领导了一支由民族主义者组成的小型军队，同时与法国人和教皇作战。法国由于在与德国的战争中需要更多军队，很快就撤退了，但教皇于1867年在罗马击败了一小群自由战士，成功地将不可避免的败局推迟了3年。

1861年，教皇庇护九世号召全世界的天主教徒来为教皇国而战。应召前来的人被分配到一支军队，名为教皇义勇军。其中的一个人用刺刀刺伤了加里波第小部队一名士兵的右腹股沟。这位不幸的自由战士是刚毕业的21岁医生埃多阿多·巴西尼（Edoardo Bassini），他作为步兵加入了这群民族主义者。他的叔叔与加里波第并肩作战，成为民族英雄。在英勇的凯罗利兄弟的领导下，巴西尼和这支70人的部队向罗马挺进。他们已经能看到地平线上圣彼得大教堂的圆顶了。1867年10月23日傍晚，在距台伯河几千米远的一座小山上，敌对双方在格洛里别墅的果园里相遇，义勇军有300人，人数占优。这场持续了约1小时的小规模战斗被称为"格洛里别墅冲突"，使得对抗教皇国的战役暂时推迟。

沐浴在秋日的阳光中，年轻的埃多阿多·巴西尼倒在罗马附近的一棵杏树下，腹股沟处的伤口大开着。医生可能用手指检查了他受伤的程度。伤口出血不多，但洞很深，正好穿过了他的腹肌。想必那时他把自己腹壁的各个层次看得清清楚楚，还能摸到每一层。也许正是在那棵树下，一个让他日后闻名于世的想法诞生了。

巴西尼成为战俘，在士兵的看守下，他接受了帕维亚大学医院前外科教授路易吉·波塔的治疗。右下腹部的伤口开始有粪便漏出，巴西尼患上了危及生命的腹膜炎，但几天后，他退烧了，伤口排出的粪便也减少了。显然刺刀刺穿了他的盲肠，也就是大肠起始处的短小盲端。如果位置再低一点，腿上的大血管被刺穿，他就会在杏树下失血而死。再高一点，大肠受损，他也没法在腹膜炎中存活下来。他极其幸运——他的伤完全恢复，几个月后被释放了。

失去了对战斗的兴致后，巴西尼重拾对外科学的兴趣，并开始深入学习。他拜访了那个时代所有伟大的外科医生：维也纳的西奥多·比尔罗特、柏林的伯恩哈德·冯·兰根贝克和伦敦的约瑟夫·利斯特。回到已经统一的意大利，他成为帕多瓦大学的教授，那曾是莫尔加尼和维萨里所在之处。1887年，对于一个3 000多年来外科没能解决的问题——如何治疗腹股沟疝，他提出了基本的方案。

腹股沟疝是人类最常见的疾病之一。死于公元前1157年的法老——拉美西斯五世的木乃伊上，就有明显的腹股沟疝迹象。医学术语中，腹股沟疝（inguinal hernia）的字面意思是"腹股沟的缺口"。25%的男性和3%的女性在一生中会出现腹股沟疝，其原因是双侧下腹壁存在先天的薄弱点。

腹壁由3块肌肉组成，相互叠加，这个结构从一片培根的不同层次就可以清楚地看出来。从内到外依次是腹横肌、腹内斜肌和腹外斜肌。在身体的两侧，这3层肌肉各有1个洞，3个洞共同形成1个隧道，称为腹股沟管。

男性比女性更容易患疝，因为在出生之前，睾丸在从腹部降到阴囊的过程中已经通过了腹股沟管，这就削弱了它对腹腔内高压的抵抗力。在某些情况下，腹股沟管在出生时就已经非常薄弱，以至于在幼年时期就会出现腹股沟疝。它也有可能强到足以承受多年的压力，直到很久以后才破裂。这就是腹股沟疝在儿童和老年人中最为常见的原因。

肠管突出的薄弱点称为疝门。腹股沟疝也被称为破裂（rupture），但这个术语存在误导性。腹壁的破裂仅指腹股沟的（疝）门，而这本身并不是问题所在。只有腹腔内容物通过破裂的腹壁突出后才会引起不适或并发症。突出的肠管仍被腹膜包围着，这叫疝囊。疝囊通过疝门（腹股沟管）突出来，从外面可以看到或摸到腹股沟皱褶稍上方的皮下肿块。当患者平躺，疝囊和肠子会回落，肿块消失。与脐疝一样，肠管也可能被卡在疝门发生绞窄。这会导致危及生命的嵌顿性腹股沟疝。

疝

"疝"（hernia）在拉丁语中是破裂（rupter）的意思。虽然"破裂"这个词表示破口或裂缝，但医学术语中裂缝并不是"疝"，而是"缝"（fissure）。"疝"只指有突出物的裂口或裂缝。它用于两种完全不同的情形。脊柱的一个椎间盘可能裂开，椎间盘的软核（髓核）可从中突出。这就是所谓的椎间盘疝或"椎间盘突出"。如果突出物压迫到从脊髓出发的神经根，就会在神经根相应的支配区域引起放射痛。因此，背部"（椎间盘）疝"的疼痛会扩散到腿部，而颈部"（椎间盘）疝"的疼痛则会扩散到手臂。疝的第二种形式是腹膜通过腹壁的裂口或薄弱点突出。在脐疝，这个薄弱点是脐孔，脐带曾通过此孔。在膈疝，这个点是食道通过膈肌的裂孔。切口疝的薄弱点是旧伤疤，股疝的薄弱点是血管从腹部穿入腿部的孔。腹股沟疝的薄弱点是腹股沟管，男性的睾丸通过腹股沟管向下移动至阴囊。这就是腹股沟疝在男性中更常见的原因。

在巴西尼之前，腹股沟疝的治疗重点是疝的结果，而不是其原因，换句话说，是突出的疝囊，而不是疝门。美索不达米亚人、埃及人和希腊人已经会用桁架将腹股沟疝压入腹内，从罗马时代到中世纪后相当一段时间，也有人用手术方法治疗腹股沟疝。第一种方法是从外部用烙铁灼烧肿块，然而这种不人道的治疗手段效果不甚明确。很有可能仅仅因为阿拉伯外科医生阿尔布卡西斯在1 000年前的书中记载了这个方法，才会有人去尝试。第二种方法称得上是真正的手术，在公元前就已经有了。它的做法是在肿块顶部做一个切口，抓住疝囊，扭曲并缝合使其封闭。在14世纪，法国外科医生盖伊·德·乔里亚克喜欢用一根金线来做这个手术，术后睾丸常常会坏死。在腹股沟嵌顿疝的病例中，患者被倒挂起来，在肿块处做切口，这样可以更容易地推回疝内容物。然而如果嵌顿的肠管已经绞窄，患者通常就会死亡。到了19世纪，方法得到了改进，外科医生开始更加注重卫生，对患者使用麻醉。然而，在巴西尼之前，他们仍然局限于移除疝囊，而不治疗疝门。因此，腹股沟疝总是有在短时间内复发的风险。

巴西尼意识到，疝囊不是问题的原因，而是结果。他专注于病因，也就是薄弱点，花了许多年研究腹股沟管的不同层次。巴西尼手术的出发点是在切除疝囊后，恢复腹壁的原始解剖结构。手术不仅要纠正错误，还要恢复正常，这一想法在外科手术中是前所未有的。

但要重构原始的情况，就要确切地知道"情况"是什么。也就是说，不仅要知道身体正常的模样（正常的腹壁解剖结构），还要知道腹股沟疝是如何使之产生变化的。巴西尼在帕多瓦大学提出他的想法，而这里正是维萨里奠定生理解剖基础、莫尔加尼奠定病理解剖基础的大学，这真是个愉快的巧合。1889年，巴西尼将他的方法描述为"nuovo metodo operativo per la cura radicale dell'ernia inguinale"，即一种彻底修复腹股沟疝的新手术方法。

　　他提出了革命性的想法：切开所有不再符合正常解剖情况的部位，按照正常情况重新缝合，以重建腹壁。当巴西尼躺在杏树下时，他也许领悟到，每一层腹肌都在维持整体的坚固性方面发挥着自己的作用，因此必须单独修复各层腹肌以治疗腹股沟疝。

　　虽然腹壁可区分为7个不同的层次，但巴西尼发现可以将其归为3个功能单元，它们在腹壁中起到不同的作用，因此在治疗腹股沟疝时，必须用不同的方式处理。首先是保护层，由皮肤、皮下组织和腹外斜肌组成。这一层无助于腹壁的坚固，因为它不能充分抵抗来自腹腔内部的压力。其次是位于保护层下面的肌肉层，包括腹内斜肌、腹横肌和腹横筋膜，或称"第二腹膜"。肌肉层需要独自承受腹部的压力，因此它才是问题的关键。最后在它下面，是由腹膜形成的疝囊。和第一层一样，疝囊对腹壁的强度没有影响。

　　发生腹股沟疝时，疝囊突出肌肉层形成肿块，仅被保护层覆盖。巴西尼首先切开失去了正常形态的腹壁所有结构（保护层和肌肉层），然后用强力的缝合丝线闭合肌肉层——就像一个胖子，他的肚子已经撑开了衬衫上的纽扣，突出于他的毛衣之下，为了让肚子回去，他就重新系上纽扣，还把衬衫塞进裤子。巴西尼记载了262例患者，他们通过手术都取得了良好的效果。

　　不幸的是，巴西尼疝修补术并不足以治疗严重的疝。在许多情况下，腹股沟疝使得必要的肌肉层非常薄弱，以至于不能再用于重建了（通俗地说，衬衫太小了），必须用其他东西提供额外的支撑。金属丝、橡胶和尼龙都被试用过，但人体不能耐受这些材料，而且它们又很容易断裂。因为太空旅行所用的材料必须符合非常高的要求，这个难题最终迎刃而解。用于载人飞船减速的降落伞是由聚乙烯塑料制成的，它能够承受极大的力量。如果不是在以下两件非常有名的产品中加以使用，这种材料可能只会成为史书上的一笔。

　　1957年，它被用来制作呼啦圈。1958年，外科医生弗朗西斯·乌瑟用这种材料编织的补片来修补腹股沟疝。疤痕组织使得这种合成材料与周围组织相融合，恢复其原有的坚固性。乌瑟将补片植入腹壁深处，在疝囊与肌肉层之间——就好像这个胖子放弃了衬衫上的纽扣，而穿上了一件结实的汗衫。

巴西尼使外科学有了第二个目标。现在，一种手术不仅要解决问题，还要尽可能恢复原来的情况。治疗腹股沟疝的下一个重大进步再次影响了整个外科学。欧文·李奇登斯坦是一名美国外科医生，在洛杉矶比弗利山庄日落大道拥有一家私人诊所，名为李奇登斯坦疝专科研究所。他用常规巴西尼方法的一种变体为腹股沟疝患者进行手术，但与众不同的是，他的患者只需要局部麻醉，在缝完最后一针后，可以自己从手术台上坐起来，直接回家。这真是一个革命性的概念。当他在1964年提出他的治疗方案时，外科医生们目瞪口呆。在此之前，患者在做完腹股沟疝修补手术后，要在医院的病床上躺上几天，甚至几周。

形象地讲，李奇登斯坦所做的正符合巴西尼的想法：在问题解决后，尽快恢复正常。巴西尼所说的是腹壁的正常，李奇登斯坦则将患者作为一个整体，不要他们躺在医院里等着，而是回到家里，回归日常生活：行走、吃饭、喝水、洗澡、工作等等。腹股沟疝手术后，患者根本没有理由躺在床上。

现在我们知道，很多手术以后，走动会减少并发症。2004年，丹麦外科医生亨里克·克勒特将这一原理应用于大肠手术，世界各地的外科医生再次被震惊。这种加强的康复，克勒特称之为"快通道外科"，包括尽早下床、正常饮食、充分止痛，以及"早回家"——在医院住一两天后马上回家。2004年以前，我们的外科医生还严禁肠道手术的患者在排气前吃一口东西。我们彻底冲洗他们的肠道，静脉注射液体，这样他们就不用喝水了；插上导尿管，这样他们就可以躺在床上，不用起来上厕所了。他们会在医院住上至少两周，而当奇怪的并发症出现时，比如肠道突然停止工作、肺部充满液体、产生褥疮和压疮，或者腿部血栓形成，没有人会感到惊讶。2004年以来，我们不再冲洗肠道，手术后几个小时患者就可以吃一个三明治；通过点滴只提供最小限度的液体，这样他们就会自己感到口渴而想喝水；同时他们还会尽快下床，去上厕所也就不需要导尿管了。从腹股沟疝修补到髋关节置换，快速康复的概念已经被外科学的所有分支所采用。

腹股沟疝的治疗也因此逐步推进，就差最后一步了。巴西尼被刺刀刺穿了腹壁的所有肌肉。虽然这样一个大伤口的愈合肯定是万分痛苦的，但年轻的巴西尼很清楚，还必须切开所有这些层次，才能进行腹股沟疝手术。否则你要怎么做呢？当然，这不仅是最初巴西尼手术的缺点，而且也是后来使用补片方法的一大缺点：就像被刺刀刺穿一样，手术伤口总是有引起慢性疼痛的风险。大约在巴西尼之后的1个世纪，这个问题也得到了解决。

你需要确保的是补片在腹壁层之间的正确位置：腹膜之上，肌肉层之下。不管你是从前面做出一个大伤口，还是绕道而行，结果都是一样的。多亏了腹腔镜，现在从肚脐开口的微创手术能做到从内侧用补片加固腹壁，而不需要切开所有的7层。微创手术不能采用局部麻醉，但由于快速康复的概念，这不再是一个缺点。全身麻醉后，患者也可以轻松地当天回家。腹股沟疝修补术是目前最常见的外科手术——而使用补片的腹腔镜手术再加上快速康复是最好的方法。

23 死在手术台上

手术的局限性：李·哈维·奥斯瓦尔德

马尔科姆·佩里医生还在值班。两天前，这位年轻的外科医生在达拉斯经历了他短暂职业生涯中最可怕的时刻。他曾努力挽救约翰·F.肯尼迪总统的生命，但刺客的子弹造成的可怕伤口没有给他丝毫成功的希望。肯尼迪死在他手中，全国的舆论扑面而来。

他没有从聚光灯下退出，没有休假，也没有和同事换班，他只是继续工作。因此两天后，也就是1963年11月24日那个星期天，那个奇怪的小个子男人——据称是那名刺客——被带进同一间急诊室时，仍然是他值班。男子刚中了枪，被救护车送到时已经失去知觉。目击者说他中了一颗子弹。一根呼吸管从口腔插入这名男子的气管，血液和液体被输入他体内。

他胸部左下方可见一处枪伤。他的胸腔里，沿着左肺放了一根胸腔引流管，但是没有血流出来。患者很瘦，在他胸廓的另一侧，即右侧背部，很容易就能摸到皮下有一颗子弹。它正好穿过了上腹部。他的脉搏微弱而快速，每分钟130次，但血压测不出。这名男子很快被转移到手术室，3名外科医生在那里奋力抢救他的生命。

全美国人都坐在电视机前。他们目送已故总统约翰·F.肯尼迪的灵柩被送往华盛顿的国会大厦，他将在那里供公众瞻仰，以便他们向总统告别。画面切换到达拉斯警察局地下的一个车库，刺杀嫌疑人被带向一辆囚车。观众看到这个瘦弱的年轻人，戴着手铐，由两个戴着大牛仔帽的警察押送着。突然，一个男子从一群记者中出现。他接近那个瘦子，将一把手枪抵在他的肋骨上开了一枪。这是历史上第一起电视直播的谋杀案。枪本来瞄准的是他的心脏，但被他避开了，子弹打中了偏下的位置。由于现场有那么多记者带着相机和摄影机，这次枪击案被从好几个角度记录下来。其中一些现在还可以在视频网站上看到。

开枪的人——杰克·鲁比，立即被记者制伏，被带到了那个年轻人刚腾出的牢房中。在警察局地下车库的喧闹声中，摄影机持续运转着。几分钟后，一辆救护车开了进来，显然已经失去知觉的年轻人被放在担架上。当从晶体管收音机中听到达拉斯枪击事件的消息时，华盛顿国会大厦前的人群中爆发出欢呼声。李·哈维·奥斯瓦尔德中枪了。

奥斯瓦尔德被送往达拉斯帕克兰纪念医院的2号创伤室。每个人都认识这个瘦子的脸，马尔科姆·佩里一定在想：又来了。

择期手术和紧急手术不一样。择期手术可以计划，但不一定非要做；紧急手术的患者则没有退路。这可是生死攸关的问题。其中的区别甚至有点微妙：如果是紧急手术，不管手术的直接风险有多大，总比什么都不做的风险要小；对于择期手术，手术的直接风险总是大于不做。但无论如何，这个差距必须小到可以接受的程度，才有手术的理由。现代外科学中，如果择期手术的并发症发生率不超过10%，死亡率不超过1%，这种风险就被认为是可以接受的。显然，并发症由于手术难度的不同而千差万别。但总的来说，严重的并发症常发生于高难度的手术。当然，严重的并发症也可以发生在不太难的手术中，但并不常见。

术后产生并发症的概率被称为"发病率"，以百分比表示。一般并发症包括伤口感染、出血、膀胱或肺部感染、腿部血栓形成、心脏病发作、褥疮、呕吐、便秘或小肠麻痹。死亡的风险也以百分比表示，称为"死亡率"。你不会仅仅因为一场手术或一种并发症而死。只有在失去控制的情况下，并发症才会危及生命——如治疗不及时，或一个并发症引起另一个，带来连锁反应。

并发症，甚至是致命的并发症，在所有手术中都是可以预测的，因此，患者必须事先知道这些风险。在知情同意的前提下，外科医生和患者在接下来的手术流程上达成一致。关于手术，有4个外科医生必须告知患者，患者必须理解而且他们必须都同意的要点，它们就是：手术指征（手术的原因）、手术的性质和后果、手术的替代方案，以及所有可能的手术并发症。

并发症当然不等同于失误。只有手术医生的行为造成的问题，才能被看作是手术失误。如果手术是常规进行的，也就是"按照标准规则"进行的（换句话说，就应该这么做），问题还是出现了，那就是并发症而不是失误。并发症也不同于副作用。前者是非故意的，而后者是意料之中的。手术的副作用包括疼痛、高热、恶心、疲劳或心理压力。

手术并发症与诸多因素有关——手术医生的技术、手术的难度、手术的方法、患者术前以及术中和术后的护理、意外巧合、运气好坏，以及患者本身。每个患者都不尽相同，他们之间的差异在并发症的发展中非常重要。并发症通常发生在肥胖、吸烟、营养不良或生物学年龄（并非实际年龄）较高的患者，以及有严重的高风险共存疾病，如糖尿病、高血压或哮喘的患者身上。因此，患者自己也可以戒烟、减肥至健康水平、术前摄入足够的蛋白质、尽量提前治疗其他疾病，从而在一定程度上降低并发症的风险。

外科医生应该记录下自己手术的并发症。好的并发症记录是一种质量控制。可你不能简单地将不同医院、不同外科医生的结果作比较。毕竟，主要为年老、超重、吸烟的心脏病患者做手术的医生，当然比那些常为年轻或相对健康一些的患者手术的医生更容易遇到并发症。

认为手术并发症主要发生在手术当中其实是一种谬见，它们大多发生在手术后。在手术过程中，外科医生对他的患者有着最大的控制权，因此也会收获相对好的结果。可以这样说，在这一刻，他完全把风险掌握在自己手中。由于并发症大多发生在术后，所以外科医生需要戴着"四维眼镜"进行手术——第四维是时间。他必须想象，他现在所看到的、解剖的、重建的以及缝合的东西，在1个小时后、1天后或1周后会变成什么样子。例如，如果一个器官供血充足，那么它不仅应该现在呈现一种健康的粉红色，而且在1个小时或1个星期后仍然会是粉红色的。但如果颜色稍显苍白，外科医生必须能够预测，几小时后它是否会变黑、缺氧。有时在手术过程中，失血看起来很少，但如果没有完全止血，失血量可能会在几小时内累积达到危及生命的程度。当外科医生缝合肠子上的洞时，他的预测需要更加准确。修复好的肠子在当时是密而不漏的，但是，如果缝合处周围的肠壁组织没有得到充足的血供来愈合，手术后几小时或几天内，细胞就会死亡，最终导致肠瘘。

所以，外科医生在手术中比手术后有更多的控制权。如果患者死在手术台上，说明肯定出现了严重的问题。这是外科医生最可怕的噩梦—— *mors in tabula*——"死在手术台上"。

李·哈维·奥斯瓦尔德的手术记录是公开的。它是沃伦委员会1964年发表的报告的一部分，可以作为"帕克兰纪念医院手术记录——李·哈维·奥斯瓦尔德的手术"里的"第392号委员会证物"，在附录8《得克萨斯州达拉斯帕克兰纪念医院医生医疗报告》中找到。手术由外科医生汤姆·夏尔斯、马尔科姆·佩里和罗伯特·麦克里兰以及住院总医师罗恩·琼斯完成。

他们做了剑突—耻骨剖腹术，沿着中线从胸骨（剑突）到耻骨，用最大的切口打开了腹部。一打开腹腔，他们立即取出3升血液，包括新鲜的血块。患者有出血致死的危险，所以时间至关重要。大部分出血似乎来自身体的右侧。

在右上腹部，从前至后排列着5个重要的结构。首先是肝脏前面弯曲的大肠，称为结肠右曲。医生们小心翼翼但又尽可能快地将它剥离，以便能看到肝脏和其下的十二指肠。大肠和十二指肠似乎完好无损，肝脏有轻微的损伤。为了进一步检查，他们必须将肝脏移到一边，并剥离十二指肠。再后面是右肾，乍一看受损严重，顶部大量出血。但是，当外科医生们将肾脏剥离后进行更仔细的检查时，他们发现，大部分血液来自腹部更深处的一个大结构——下腔静脉。这是一条拇指粗细的血管，壁很薄，直接连接到右心房。身体所有的血液都会通过右心房，这条大静脉上出现了一个洞，意味着循环系统可能会完全干涸。外科医生们迅速在血管上夹了一个弯钳夹闭这个洞，并用纱布填塞在右上腹背部、肝脏和肾脏之间，暂时止血。

外科医生们很清楚，事情还没有做完，腹膜后腔有一个巨大的血肿（局部的血液聚集）。腹部后的肿块使得肠子都被挤出来了。外科医生们想知道那里出了什么问题，于是决定从左边接近这个区域。

在左上腹部，器官也从前至后排列。首先是在脾脏前弯曲的大肠（脾曲）。外科医生们小心翼翼，以最快速度将其剥离。他们看到了脾脏，就在胃的旁边。脾脏顶部有损伤，而在附近，他们看到膈肌上有一个洞。他们将胃剥离并移到一边，以便观察胰腺，胰腺似乎严重受损。再靠近中心，他们在腹部更深处摸索，寻找主动脉——一条很大的重要动脉。主动脉也被子弹击中了。从上腹部的主动脉分支出来、为小肠供血的肠系膜上动脉，也被切断了。佩里用手指夹住大动脉上的洞，用钳子夹住洞的周围和离断的小肠动脉。现场一片混乱，但失血似乎暂时得到了控制。如果你读了手术报告，你会感到整个手术团队都松了一口气。患者的血压又回升到了可接受的水平。

可他们一定意识到了，奥斯瓦尔德活下去的希望渺茫。下腔静脉（人体最大的静脉）和主动脉（最大的动脉）急性合并损伤的死亡风险极高（超过60%）。预后如此之差，当然是由于这两种损伤会造成大量失血，因为主动脉的压力很高，而下腔静脉与心脏直接相连。这些结构隐藏于深处，难以操作，又有许多器官紧挨着，容易损伤，使得救治成功的可能性更低了。在战场上，枪伤主要是由高速子弹造成的，大血管严重受伤的受害者很难被活着送到手术台。平民枪伤的情况则不同，它主要是由手枪造成的，就像鲁比对奥斯瓦尔德的攻击一样。

手术的麻醉师是M.T.詹金斯医生。报告中明确指出，整个手术过程没有麻醉。患者从一开始就对疼痛没有反应，因此只给他吸入了纯氧。当时在手术室的外科医生保罗·彼得斯后来接受采访时说，他记得有3名身穿绿色洗手服的男子显然不属于手术团队。奥斯瓦尔德气管里插着呼吸管，说不出话，已经昏迷了好一段时间，正处于生死边缘，还有3个外科医生在他的肚子里"翻箱倒柜"，这3名男子却站在手术台的头端，冲着他的耳朵喊："是你干的吗？是你干的吗？！"彼得斯据此认为，当局尚未从犯罪嫌疑人那里得到完整的认罪供词。

钳子夹着，失血似乎得到了控制，医生总共为他输入了9升的液体和16个单位的血液（半升为1个单位）。然而，脉搏还是越来越弱，越来越慢，突然之间完全停止了。这种完全没有心跳的现象被称为停搏或（心电图）平线。患者还有别的地方在流血吗？也许在胸部？他的心脏被击中了吗？外科医生们继续战斗，立即开胸，他们在左胸两根肋骨之间做了一个切口，但打开胸腔后并没有发现出血。再打开心包，也没有出血。佩里、麦克里兰和琼斯轮流将奥斯瓦尔德的心脏握在手中，进行开胸按摩，有节奏地挤压它。在他们这样坚持着争取时间时，夏尔斯从身体右侧的皮下取出子弹作为证据。

医生们将钙、肾上腺素和利多卡因直接注入心脏，但没有什么效果。这颗心脏现在已经难以充盈，循环系统的血液几乎流干了。之后，心脏开始颤动，心肌不再有节奏地收缩，而是做出混乱的、不受控制的运动。外科医生们开始除颤，将充电电压逐步提高到了750伏。心脏的颤动停止了，却没有恢复跳动。医生们不想放弃，植入了起搏器，也没能刺激产生强有力的心跳。麻醉师詹金斯确认，患者对刺激失去反应，失去自主呼吸，瞳孔被光线照射时也不再收缩。医生们停止了努力——奥斯瓦尔德已经死了。他们缝合腹腔和胸腔时发现少了两块纱布。手术持续了85分钟。据估计,死者的失血量约为8.5升(人体血液容量不超过6升)。

奥斯瓦尔德可不是个普通的人。他曾在美国军队服役,还在苏联生活过几年。他是一匹精神失常的独狼?还是说,他的过去暗藏着政府的秘密活动?就在被谋杀之前,他还一直坚称自己是被陷害的。他死时才24岁。

但是想象一下,假如佩里和他的同事们有能力救奥斯瓦尔德一命,为了提高他的生存机会,医生们会让他处于药物诱导的昏迷状态,在这之后他也要在重症监护室里待上几个月,甚至可能还要做更多的手术。他的精神和身体都会崩溃。如果他没有死于某种并发症,最终活着离开了医院,大概还需要1年的恢复期,才能差不多恢复到枪击事件前的身体状态。可这样做有意义吗?他大概还是会被判有罪,处以死刑。

腹膜后腔

肺和心脏都处于一个相对独立的腔内,肺位于左、右胸腔,心脏位于心包内。我们身体中最大的腔是腹腔,其中有胃、小肠、大肠和阑尾、大网膜、肝脏和胆囊、脾脏、子宫和卵巢。躯干部分其余的器官嵌在脂肪或结缔组织中,因此在腔内能够不"松散"。它们包括食道、胸腺、大血管、胰腺、肾脏、肾上腺、前列腺、膀胱和直肠。腹部可分为两部分:前面的腹腔和后面的腹膜后腔。腹膜后腔位于腹部和背部之间,手术很难到达。它在躯干的深处,所有腹腔器官都在它前面。而且,由于腹膜后腔内的器官被脂肪和结缔组织所包围,寻找起来就像在抽奖箱中翻来翻去。腹膜后腔可以从仰卧患者的腹部进入,它是腹腔的"地板"。也可以让患者侧卧,从侧面进入,这就是所谓的"剖腰术",也就是"侧腹切口",是到达肾脏和输尿管的经典术式。

24 假体

"美好时代"的奇妙发明：
面包师朱尔斯·佩杜

外科手术一直都是手工活，但也越来越依赖科技。今天，即使是日常的手术也离不开科技。一个半世纪前，少数积极得要命的外科医生推动了外科学中的科技革命。

19世纪末，西方文明迎来了一次前所未有的巨大飞跃。文艺复兴、启蒙运动和许多其他革命之后，工业革命成为高潮。这是一个充满新思想、新哲学、新发现和新发明的时期，人们普遍乐观积极。未来是属于科技的，这种新时代的乐观主义在法国最为流行。19世纪出现的新发展，给英国带来了拘谨、灰暗的工业城市，给美国带来了野蛮和无法无天，而在法国，它带来了大胆、享乐和华丽。这是一个美好的时代，这个"美好时代"的中心无疑就是巴黎。巴黎有着壮丽的大街和林荫大道，宫殿般的火车站，还有博物馆、公园和喷泉。这是一个令人眼花缭乱的城市，它是马克西姆餐厅、红磨坊和女神游乐厅的城市，是图卢兹-劳特莱克、萨拉·伯恩哈特和康康舞的城市。在这个著名的城市里，最著名的外科医生名叫朱尔斯-埃米尔·潘。在圣路易医院开创了事业之后，1893年，他在健康路（Rue de la Santé）上成立了自己的医院，起了一个一点都不谦虚的名字：国际医院。

然而，在巴黎过着幸福生活的暴发户，与在贫穷郊区辛勤工作的劳工们形成了强烈的对比。奇怪的是，这种阶级间的差异，在两种影响所有阶层人群的慢性传染病上表现了出来：穷人患结核病，"少数幸运儿"患梅毒。这两种疾病都十分常见，当时的人们仅有40～50岁的预期寿命也与它们有关。出于这个原因，19世纪的大多数人没有机会得那些常见于老人、在20世纪变得很普遍的疾病，例如，骨关节炎（关节的磨损）就不常见——在当时，关节更容易得结核或梅毒。

朱尔斯-埃米尔·潘描述了一个肩关节得了结核病的特殊病例，并提出了一个典型19世纪式的、乐观得要命的解决方案。在一位手巧牙医的帮助下，他用一个新的机械关节替换了肩关节。患者是一名37岁的穷苦面包师，住在郊区，名叫朱尔斯·佩杜，他很有可能在还是个小男孩时就感染了结核，因为从初次结核感染（常始于肺），到发展为身体其他部位（如脊椎或其他骨骼）的二次感染，需要几十年的时间。

潘的肩关节假体是美好时代的法国众多的奇妙发明之一，与世界上最高的人工建筑（古斯塔夫·埃菲尔建造的铁塔）、电影摄制技术（卢米埃尔兄弟发明的电影）和脚踏车（皮埃尔·米修斯发明的自行车）齐名。令人惊讶的是，这个人造肩关节竟然坚持了两年。

结核病就像梅毒和麻风病一样，会逐渐改变身体组织，导致毁容和畸形。它们是慢性感染，通常不会有突然而剧烈的症状，而是会缓慢发展，侵蚀组织。这是因为它们是由特殊的细菌感染引起的——麻风病和肺结核由分枝杆菌引起，梅毒由螺旋体引起——在体内引起的反应不同于其他大多数细菌。

结核杆菌吸引免疫细胞形成小块组织结节，即肉芽肿，细菌逐渐将其破坏。结核细菌的侵袭性并不强，但十分持久，因此从长期来看，其破坏作用要比其他感染严重得多。它们缓慢地扩散到全身，隐匿多年。如果没有抗结核药物——专门对抗结核杆菌的抗生素——它们就永远不会离开被感染的组织。结核病的典型症状是盗汗和消瘦。结核不会对局部组织造成急性而严重的损害，不会产生脓液和发红、疼痛、发热的脓肿，它引起的局部反应要慢得多，但这绝不意味着它不严重。受结核杆菌感染的组织逐渐被破坏，形成一种类似奶酪的物质。因此，结核性的脓肿被称为"冷脓肿"。

当朱尔斯·佩杜来到潘的医院时，他病得很重，十分消瘦，左上臂有一个巨大的冷脓肿。从外表可能看不出来，但如果握住他的手臂，就会清楚地摸到皮肤下面有一团液体。肩膀每动一下都会很痛，手会受压肿胀，和上臂一样难以动弹。潘最初认为，拯救他生命的唯一方法是切断关节，将整个手臂从肩关节分离出来。但这位面包师坚决拒绝，宁愿死也不愿独臂活着。毕竟，他需要双臂来维持生计。潘接受了挑战，虽然这与他的判断相悖。他为佩杜做了手术，仅仅进行了冷脓肿的"清理"（nettoyage）。他从肩膀顶部开始，在上臂做了一个长长的切口，暴露出骨头。骨头的上半部分完全受累，包括球形的头部。潘清除了所有形似干酪的骨组织。骨膜（覆盖于骨头表面的膜）、肩关节囊和关节窝似乎尚为完整，留下一个界限分明的空腔。1893年3月11日第一次手术后，患者在几天内恢复了健康，他的手臂保留了下来。

因患梅毒或结核而造成鼻子和下巴畸形的患者，脸上会临时植入铂金，潘对此十分熟悉。他请牙医迈克尔斯为他的患者做一个机械肩关节，尽可能使用惰性材料，还要保证肩关节的功能。迈克尔斯设计了一个精巧的装置，至少在理论上能满足这两个要求。他做了一个橡胶球，在煤油中煮了24小时使之变硬。球的表面有两个凹槽，彼此成直角，有两个铂金环可以在凹槽中移动。水平环用两颗小螺丝固定在肩胛骨的肩关节窝上，这使得手臂能够向内和向外运动（外旋和内旋），垂直环的活动使手臂能够抬起（外展）。第二个环被固定在一根铂金管上，以替代上臂的顶部。

潘在第一次手术后不久就在相同的地方做了切口，给患者植入假体。假体与空腔很契合，他用羊肠线将铂金管紧紧地缝住。他在手臂上留了一个橡胶引流管，再用马鬃线将皮肤缝合起来。在关于患者进展的报告中，他写道："一切都进行得很顺利。"12天后，佩杜又能走动了，在"体重"增加了35磅之后出了院。潘并没有具体说明佩杜住院多长时间——几个月，或者半年？他倒是写过，有4次不得不从伤口中引流脓肿。至于手臂的功能怎样，却根本没有提及，可毕竟这才是整个手术的目的。佩杜出院后，潘有一年没有见过他的患者。这件事本身就不大寻常——著名的外科医生竟然会允许一个普通的面包师带着一只装满铂金的上臂离开（尽管这种稀有的金属在当时并不被认为很值钱）。

　　为什么他对这个假体如此乐观？路易斯·巴斯德早在30年前就证明了细菌是导致疾病的罪魁祸首，而10年前罗伯特·科赫发现了导致结核病的杆菌。然而，潘对人体抵御外来细菌入侵的机制知之甚少。我们现在知道，只有健康的组织才会产生有效的局部防御反应。无论潘将冷脓肿周围的组织清理得多么彻底，这些外来的材料——橡胶球和铂金管——还是为细菌提供了人体免疫系统无法触及的存活之处。因此，整件事从一开始就注定要失败——一年之后就能看出来。

骨关节炎

　　我们的骨头通常并不相互直接接触。它们在关节里的末端覆盖着一种特殊的组织——软骨。软骨是终极的不黏材料，它比聚四氟乙烯（PTFE，更为人所知的名称是铁氟龙，有史以来最光滑的合成材料）还要光滑许多倍。这使得软骨成为我们身体中几乎不可替代的组织。不幸的是，它也是少数不能愈合的组织之一。软骨细胞在无血液供应的环境下存活，只吸收很少的氧气和营养物质，且代谢率极低。一旦软骨在儿童时期形成，软骨细胞就几乎不再生长或进一步发育，因此，与我们身体的大多数其他组织不同，软骨几乎无法再生。坏死的软骨细胞不会被新的软骨细胞所替代，而且由于没有血管，所以如果软骨受到损伤，也几乎不可能形成瘢痕组织。因此，软骨组织的磨损实际上是不可逆的。它还会导致关节的磨损，也就是骨关节炎。骨关节炎会出现在老年人的负重关节（膝盖、髋部和脚踝），也可能出现在年轻人骨折或其他关节损伤后。骨关节炎的典型症状是关节僵硬，尤其在早晨以及活动开始时疼痛。到了更严重的阶段，它还会导致休息时的关节疼痛和关节功能的进行性丧失。这两个问题只能通过完全或部分关节替换来解决。人工关节常用金属和铁氟龙制造。

1897年，潘发表了一篇关于这次手术的随访报告。佩杜被植入假体约两年后，又回到了医院，因为他出现了瘘管——上臂有一个洞，不停地流脓。潘用X光透视了手臂——这是德国刚刚出现的一项全新发明。他没有写在X光片上看到了什么，但他决定取出假体。他在同样的位置再次将手臂切开，发现假体周围形成了一层骨质。原来冷脓肿的瘢痕组织已经化脓，并已转化为骨组织。这里乱成一团，但看上去似乎强度足够，即使没有假体也可以保持手臂的长度。潘取出了假体，大概它也早已从连接点上脱落了。他把伤口包扎好，患者开始恢复。同样，潘也没有提供关于肩或手臂功能的信息，也没有说明他是否解决了瘘管的问题。尽管如此，他还是自豪地向医学会提交了这个病例的记录。

潘固然严重高估了自己治疗方法的成功，但他确实领先于他的时代，不过他并不是第一个进行关节替换的外科医生。1890年，德国人泰米斯托克利斯·格鲁克已经换了至少14个关节，包括膝、手腕和肘关节，假体全部用象牙制成。他甚至让人按不同的尺寸制作了关节的各个部位，以便在术中找到适合关节两侧的假体，当场将两个象牙部件组装在一起。但格鲁克也不够幸运，他的患者也患有结核，和潘一样，他也不明白，对于假体领域的先驱来说，治疗受细菌感染的关节不是个正确的选择。现在我们知道，人工关节必须在绝对无菌的条件下安装，手术过程中，任何进入假体的细菌都会不可逆转地导致整个假体被感染，假体最终只能被取出。

抗结核药物和抗生素的发现抑制了结核病和梅毒，人们的寿命增长，可以用人工关节治疗的患者出现了。骨关节炎，是由关节长年负荷过重引起的，没有感染，大多发生于晚年。它是关节置换的理想适应证。橡胶和象牙的组合不够坚硬。象牙和木头曾被试用过，但这些天然材料在体内会溶解。铂金变得非常昂贵，钢容易生锈。1938年，钴-铬-钼合金被引入假体手术。钴-铬-钼合金是钴、铬和钼的合金，强度极高，十分耐磨，不会生锈，不会引起过敏反应。现代植入物由钛或含铁氟龙的复合材料制成。

今天，效仿当年的格鲁克，人工关节的两边都有不同的尺寸，并且在术中进行测量和组装，然后用螺钉或环氧树脂水泥——作为黏合剂使用，随后会变硬——将单独的部件与患者的骨头连接在一起。最常见的置换关节是髋关节、膝关节和肩关节。手术的目的首先是缓解骨关节炎引起的疼痛，其次是阻止关节功能的恶化。

以今天的知识来看，潘的假体手术似乎完全没有意义。第一次手术已经减轻了疼痛，清除了冷脓肿。在这方面，假体很可能没有起到什么作用。相反，这个装置放在手臂的众多肌肉中，至少可以说是不怎么舒服的。第三次手术可见上臂高度骨化，这只能说明佩杜的肩关节几乎完全失去了功能。大概他的胳膊根本动不了，肩关节也完全僵硬。但是即使没有潘的假体，也会如此。总之，这个精巧的装置没有什么好处，但也没什么害处。

潘确实给我们留下了另一项有用的发明。现代手术中用到的几乎所有钳子和持针器，其原型都来自他的设计，这些钳子和持针器包括由拇指和食指把持的两个相对的金属手柄，每个手柄都有一个齿状突起。这些突起可以像棘轮一样相互咬合，保持夹紧。潘也是第一个切除脾脏的外科医生，还差点成功切除一部分胃。在最后一次报道面包师和他的肩关节一年后，潘死于肺炎，终年67岁。朱尔斯·佩杜的结局不得而知。

迈克尔斯和潘的那件"外科杰作"到哪里去了呢？潘最初保留着朱尔斯·佩杜的人造肩关节，但不知为何，最终它落入了一位不知名的美国牙医之手。他把它带回了美国，现在保存在华盛顿特区的史密森尼博物馆。

只要没有细菌进入，人体就能很好地应对外来材料。面包师的故事以及关节假体的历史表明，身体与外来材料的相容建立在没有感染的基础上。如果细菌附着在体内的异物上，显然免疫系统是无法触及的。因此，只有在绝对无菌的条件下才能安装假体材料。这一原则不仅适用于人工关节，也适用于修复疝的合成补片、金属夹和金属钉、心脏起搏器、人工血管、骨折用的螺钉和金属板、眼睛中的人工晶体、中耳的人工听小骨、脑内引流系统、血管的金属支架、心脏的机械瓣膜和乳房的硅胶植入物。

缝合线是个例外。它们不可能总是留在体内，这就是可吸收线被广泛应用的原因。如果缝线上有细菌，你可以等待，而不用重新切开患者的身体，从深处取出缝线。一旦缝线溶解了，细菌通常也会消失。从罗马时代开始，人们用干燥的绵羊或山羊肠做成线来缝合伤口。潘在他的报告中也提到了羊肠线的使用。

胃切除术

"牛仔"与外科医生：特蕾莎·海勒夫人

19世纪初，外科医生罗伯特·利斯顿是伦敦的大英雄。他被人们称为"伦敦西区最快的刀"。在麻醉出现之前的年代，速度是绝对必要的，而这就是他的招牌。观众的眼睛几乎跟不上他的刀和锯。他总是把手术刀放在内侧口袋里，据说有时在手术时，他会把手术刀叼在嘴里，这样方便做下一个切口。按照当时的习惯，他在翻领的纽扣孔里穿了一捆线，随时准备把喷血的血管结扎上。有时他还用牙齿把线扎紧，以便腾出双手。任何事都不能放缓，精确性显然就不那么重要了。他曾经在切除患者的大腿时切掉了睾丸。还有一个臭名昭著的案例，手术时他的刀弹了出来，割伤了助手的手指。大量的血从患者和助手的手上流出，一个观众直接吓死了。患者和助手最后都死于坏疽，这肯定是唯一一次记录在案的死亡率为300%的手术。但利斯顿仍然是一位伟大的外科医生，他的成就令同时代的人羡慕不已。他设计了小型的"牛头"钳，现在仍被用于暂时夹住小血管，还有大型的切骨器，被称为利斯顿氏钳（剪骨钳）。

大约200年后，外科医生们看到20世纪七八十年代手术患者的伤疤时，感到十分震惊。20世纪90年代以前，普通的胆囊手术会在右上腹部留下一个三四十厘米至50厘米长的斜行疤痕，无一例外。有时，上一代的外科医生似乎需要足够大的切口，得能把他们的整个脑袋放进去才行。对于几乎所有的常规腹部手术来说，沿着中线用最大的切口切开腹部——从胸骨一直切到耻骨，是一种惯例而不是例外。

在那个时代，"大名望外科医生做大切口"是一种既骄傲又常见的说法。以我们现有的知识，我们完全可以说这是无稽之谈。然而在那个时候，可能会有很多外科医生的想法完全相反：从事微创手术的年轻一代是"牛仔"，就像我们现在看待做巨大切口的大名望外科医生一样。每个时期的手术室里都有"牛仔"，但在他们那个时代的背景下，他们是英雄。

特蕾莎·海勒夫人在一次切除胃出口（幽门）肿瘤的手术中幸存了下来，比历史上第一个在这一手术后活下来的人多活了 3 个月。在今天，我们认为这两次手术都是完全失败的。但治疗了海勒后，西奥多·比尔罗特成为英雄，而朱尔斯-埃米尔·潘——他早在两年前就成功实施了这项手术——几乎被遗忘了，他的患者活了不到 5 天。他们都是 19 世纪末著名的外科医生。潘曾为一位面包师装上了铂金肩关节假体，他是一位自信的巴黎外科医生，巴黎是世界文化之都，而比尔罗特是一位伟大的维也纳教授，当时维也纳是世界科学之都。

在那个时代，胃出口的肿瘤是最常见的癌症之一。现在已不再是这样了，其原因并不完全清楚，但可能与冰箱的发明有关。癌症发生于这一精确部位，取决于一种特定细菌的存在。即使在相对年轻的年纪，因食用受污染食品而引起的一系列胃部感染也可能会导致胃癌。20 世纪，食物的生产和保存得到改进，可能降低了这种癌症的发病率，但在 19 世纪，这仍是一个外科医生无法解决的普遍问题。死于胃出口肿瘤是一种不人道的死法——伴随着持续不断的疼痛、呕吐、口渴和饥饿，患者生不如死。若能成功通过手术来缓解这种痛苦，外科医生将成为国际英雄。

19 世纪下半叶，实施这种危险手术的两个基本条件已经具备：全身麻醉（1846 年由威廉·莫顿在波士顿首次提出，见第 10 章）和抗菌（1865 年约瑟夫·利斯特在格拉斯哥提出，见第 11 章）。对于外科界备受尊敬的教授们来说，要成为第一个成功实施这项手术的人，感觉像是在与时间赛跑。这项手术在医学上被称为胃远端切除术（distal gastrectomy），切除（-ectomy）胃（gastr-）的最后（distal）一部分。潘的患者在1879年4月的手术中幸存了下来，但是尽管外科医生做了很多努力，他还是没能挺过艰难的术后阶段。这是因为，潘没能给患者提供足够的液体，将液体直接注入静脉的方法——我们现在称之为静脉滴注——还没被发明出来。尽管如此，潘还是在《希望报》（*Gazette des hopitaux*）上发表了他"成功"的手术结果，标题是《通过胃切除术切除胃中的肿瘤》（*De l'ablation des tumeurs de l'estomac par gastrectomy*）。注意肿瘤的复数形式，这表明潘相信胃肿瘤已经可以通过手术成功切除。1年半后，波兰外科医生路德维克·赖迪吉尔尝试了这个手术，但是他的患者甚至连第一天都没有挺过去。

这是一次冒险的手术，看似简单直接，但在很多方面都很复杂。可能比当时外科医生意识到的要复杂得多。他们发表的文章显示，他们主要关注的是寻找最佳方法，将肿瘤切除之后的两个断端连接在一起，可这并不是手术中最困难的部分——还有3个棘手的问题等待着毫无戒心的外科医生。首先，胃的出口位于腹部许多重要结构的交会处，距离脆弱的胆管、门静脉、十二指肠动脉和胰腺都很近。即使是正常健康的胃，也很难在不损伤周围结构的情况下进行剥离，在这拥挤不堪的环境中，肿瘤又增加了这项工作的复杂程度。其次，胃内容物具有和盐酸一样的酸性，当时还没有有效的药物来中和胃酸。胃和十二指肠连接处极微量的渗漏都会产生腐蚀作用，引起腹膜炎。最后，胃肠道中胃后面的一段——十二指肠——牢牢地附着在腹腔后面。要想不太费力地把十二指肠末端和胃的末端连接在一起，需要相当的幸运。

比尔罗特的患者徘徊在死亡边缘。特蕾莎·海勒当时43岁。几个星期来，她一直吃不下任何食物，只能靠喝几口酸奶度日。在这个消瘦女人的上腹部，约有一个苹果大小的肿瘤清晰可见。手术前，比尔罗特用14升温水冲洗了她的胃部，1881年1月29日，他完成了这一历史性的手术。一夜之间，他成为一个英雄，现代的外科医生们仍怀着敬畏和崇敬之心书写或谈论他。这次历史性的胃远端切除术是一个真正的转折点，但并不是因为他的患者在切除肿瘤后存活了下来，更为重要的是，她在胃肠连接后存活了超过10天，证明了胃肠连接有成功的可能。这是一项真正开拓了外科新领域的成就。

（胃）肠连接，医学上称为（胃）肠吻合术，是指肠与胃或肠的两个部分之间的连接。因此，不能将它与其他伤口等同视之。胃和（或）肠中的不洁内容物必须在连接完成后立即通过消化系统，而不妨碍伤口的愈合。直到手术10天后，才能知道身体是否能忍受这种特殊情况。

为什么是10天？肠吻合术的成功取决于两个阶段。首先，在手术过程中，必须在两个断端之间建立不透水不透气的密封。这确保了有害的胃肠内容物留在消化系统里，不会进入腹腔引起腹膜炎。这完全是手术技巧的问题，要选择正确的线，打正确的结，缝足够的针数（比尔罗特用了50针），确保两端相匹配。良好的肠连接将在几天内维持原样。但接下来还有第二阶段。

患者的组织中，伤口愈合必将代替线的缝合。无论线缝得有多好，如果缝线周围的组织坏死，和伤口一样，缝线就会裂开。但如果组织保持健康，伤口愈合过程将被激活，产生结缔组织使两端之间的连接密封。结缔组织对伤口的密封发生在前10天。一旦这段时间坚持过去，理论上就不会再发生渗漏。就像皮肤上的伤口10天之后就可以拆线一样，小肠连接处的缝线在10天之后也失去了作用。但是当然不能再打开腹部把它们取出来。因此，缝线将一生都留在患者体内，可吸收缝线则会在几个月后完全消失。

在比尔罗特的手术之后，所有的胃肠手术突然成为可能：癌症、传染病、功能障碍和危及生命的梗阻。胃肠手术迅速成为普通外科中最常见的手术，20世纪外科学的发展在之前的几百年都是不可想象的。外科医生这一职业发生了翻天覆地的变化。

然而从事后来看，必须承认，伟大的西奥多·比尔罗特严重缺乏现代外科学的眼光。需要批评的是，他关注的是肿瘤而不是患者。潘、赖迪吉尔和比尔罗特的患者都十分消瘦，到了山穷水尽的地步。这使得手术变得容易得多，这种容易不仅表现在技术上（因为几乎没有脂肪组织挡道），也表现在道德上（因为什么都不做会让患者死得更惨）。然而，我们现在知道，营养不良根本不是一个优势，反而是带来术后严重并发症的巨大风险。此外，这是一项复杂的手术，需要采取一些基本的预防措施。例如，为了最大限度地保证安全，需要良好的视野，也就是说，不仅是肿瘤，肿瘤周围的区域也必须清晰可见。因此，你不仅要花时间剥离肿瘤，还要剥离肿瘤生长的器官以及其他重要的邻近结构。但比尔罗特没有这么做。相反，他在肿瘤上方的皮肤上做了一个水平切口，小到他甚至没看见肿瘤已经扩散到腹部其他部位。特蕾莎在术后3个月就死于肿瘤转移。其次，比尔罗特没有周密设计切除肿瘤后连接两个断端的计划。他自己说，他很幸运，能把胃和十二指肠的两端连接在一起，而没有太大的张力。但如果他做不到呢？他确实考虑到了两端的尺寸不一样。十二指肠的直径约为3厘米，胃的直径超过6厘米。最终，他缝了至少50针才缝合好。

因此，海勒夫人又活了3个月应该被视为奇迹。在随后的几年里，比尔罗特进行了34例类似的手术，成功率不到50%。尽管如此，他仍然举世闻名。在这之后，他滥用自己的地位，在没有有力的论据支持的情况下，声称外科医生不应该尝试心脏手术，甚至不应该对静脉曲张进行手术。比尔罗特的手术方式，被称为比尔罗特Ⅰ式吻合术，很快被一个更好的、名为比尔罗特Ⅱ式吻合术的手术替代。比尔罗特Ⅱ式吻合术也是一种胃远端切除术，但其中有不再需要把两端拉到一起的技巧。这个解决方案不是由比尔罗特自己，而是由他的助手维克多·冯·哈克设计的。后来，法国外科医生塞萨尔·鲁（Cesar Roux）解决了比尔罗特Ⅱ式吻合术的一些缺点，在肠道中加入第二个连接，形成了一个"Y"形交叉。因此，今天仍在常规使用的胃远端切除手术有一个奇怪的全称，"鲁氏-Y形比尔罗特Ⅱ式吻合术"。

吻 合 器

1907年，匈牙利外科医生休默·赫尔特发明了一种解决肠道连接（吻合）问题的方法。肠道必须一针一针地缝合，这意味着整个连接的成功与否取决于每一针的可靠性。赫尔特认为，可以通过一次性自动完成吻合，达到更好的密封效果。他制造了一种沉重的吻合器，可以同时将一整排吻合钉钉入肠道。另一位匈牙利人阿拉达·冯·佩茨改进了这一概念，他生产的体积较小的版本，在20世纪20年代得到使用，但只用于特殊情况。第二次世界大战后，在西欧国家，外科吻合器被弃用。然而，东欧国家的外科医生仍在继续使用吻合器，它在苏联得到了进一步的发展和完善。西欧的外科医生不知道还有同行仍在使用它，东欧的外科医生则不知道西方同行们并不知情。20世纪60年代，一位美国外科医生访问莫斯科，在一家商店的橱窗里看到一台苏联吻合器，他简直不敢相信自己的眼睛，买下来带回了家。他将它展示给一位企业家，企业家将其改装后，以AutoSuture为品牌名大规模生产。他们在世界范围内取得了成功，从那时起，几乎所有的胃肠手术都离不开吻合器。

虽然比尔罗特做了些革命性的事，而且在随后的几年里，清晰地展示出了系统性的外科专业技能，但他仍然没有脱离当时流行的短而快的手术传统。总而言之，与其说比尔罗特开创了现代外科学——他确实为此做出了很多贡献——不如说他标志着"旧"外科学的结束。如果说像潘和比尔罗特这样的伟人是19世纪末的"牛仔"——一个带来了肩关节假体，另一个以胃部手术为代表作——另外两个男人则代表了20世纪早期精准外科的新标准：欧洲的西奥多·科克尔和美国的威廉·霍尔斯特德。

西奥多·科克尔对于现代外科学之重要性，从如此之多以他名字命名的外科术语中就可见一斑。科克尔切口有3种：第一种是右上腹部的斜形切口，用于到达胆囊；第二种位于大腿侧面，用于髋关节手术；第三种用于切除甲状腺肿——增大的甲状腺。另外还有两种科克尔手法（操作）：一种用于复位脱臼的肩膀，另一种用于释放腹部十二指肠的弯曲（将十二指肠右侧腹膜切开），后者甚至成为一个动词：kocherise。科克尔综合征是由甲状腺激素缺乏引起的儿童肌肉紊乱；科克尔点是头骨上的一个位置，在此钻洞可从大脑中排出脑脊液。阑尾炎患者的疼痛从腹部中心向右下腹部转移被称为"科克尔征"。手术中，一张科克尔手术桌可以被推到患者的腿上，科克尔氏钳是普通外科中最著名的止血钳，科克尔是第一个获得诺贝尔生理学或医学奖的外科医生。2009年，甚至有一个月球上的陨石坑以他的名字命名。

科克尔对外科学最重要的贡献是甲状腺手术。正常情况下，甲状腺是位于颈前部的一个小器官，它利用食物中的碘来产生一种调节代谢的激素。当碘缺乏时，甲状腺会慢慢增大，以保持产生足量的激素。若干年后，它可能会增长到巨大的体积。甲状腺增大在医学术语中被称为甲状腺肿大。幸运的是，如今这种病已经不多见了，因为面包师在面包中额外添加了碘盐，但在过去，甲状腺肿大在碘缺乏地区特别常见。由于碘主要存在于海水中，碘缺乏通常在远离大海的国家和山区居民中普遍存在。这样看来，科克尔是瑞士人并非巧合。甲状腺严重肿大最终会阻塞气管，因此有时甲状腺手术是生死攸关的大事。比尔罗特定居维也纳之前，在瑞士当过教授。他曾尝试过切除甲状腺肿，但几乎40%的患者都死了，所以他不再做这种手术。后来，科克尔进行了尝试，到了1895年，他精确的手术方法使死亡率降低到了1%以下。

　　在美国蛮荒的西部，威廉·霍尔斯特德曾是外科医生中的"牛仔"。他把自己的血输给妹妹，使她免于在分娩过程中流血过多而死。29岁那年，他才当了一年的外科医生，就做了美国最早的胆囊癌手术之一——患者是自己的母亲。他吸食可卡因，后来又对吗啡上瘾。他把自己的衬衫寄到巴黎的一家洗衣店，表面上是因为洗衣店洗得更好，但更有可能是在走私毒品。他有一篇关于可卡因作为局部麻醉剂在医学上应用的文章。在写这篇文章时，他显然受到了这种药物的影响，因为开头就是一个长达118个单词、令人费解的句子。在欧洲见到西奥多·科克尔后，他放弃了"牛仔"生活，成为美国现代外科训练和外科科学研究的创始人。他发展了各种手术方法，包括改良的肠吻合术，并确立了癌症手术的基本原则。有两种手术以他的名字命名：一种是乳腺癌手术，另一种是腹股沟疝手术。他发明了蚊式动脉钳，就像科克尔氏钳一样，地球上的每个外科医生每天都要使用，也是威廉·霍尔斯特德将橡胶手套引入了外科手术。1922年，他死于自己学生为他做的胆囊手术。

　　在两段肠管的连接问题被解决之后，20世纪早期，亚历克西斯·卡雷尔证明了血管可以被重新连接，继续让血液畅通无阻地流过。这使得血管手术成为可能，成为接下来移植手术革命的先决条件。1954年，约瑟夫·默里在同卵双胞胎之间成功完成了首例肾脏移植手术。13年后，克里斯蒂安·巴纳德在开普敦的格鲁特·舒尔医院完成了首例心脏移植手术。最后，1982年，迈克尔·哈里森在一名孕妇的子宫里对一名胎儿进行了开放手术，证明即使是未出生的孩子也能耐受手术，并继续发育成足月胎儿。目前唯一不能通过手术修复的结构是脊髓和视神经。我们身体中所有其他的组织似乎都能承受外科医生的"攻击"。

肛瘘

26

大手术：国王路易十四

　　法国国王路易十四（太阳王）机智过人、能说会道、擅长舞蹈、善于交际、自信勇敢、身材高大、强壮健美，身体极其健康。他爱骑马、爱打猎、爱发动战争，而且，用詹姆斯·布朗的话来说，就像一台性爱机器。太阳王结过数次婚，有许多长期情妇，还有数不清的露水情缘。他在16岁时感染了淋病，有一位人妻曾与国王偷情，据说她愤怒的丈夫去妓院的唯一目的，就是要把梅毒传给国王——但没能成功。

　　17世纪下半叶，路易十四统治了欧洲的政治舞台。1713年，随着《乌得勒支和约》的签订，他的作用达到了顶峰（或者说是低谷），欧洲的旧势力关系将永远消失，新的势力关系取而代之。从那时起，3个语言区（法语、德语和英语）定下了基调，荷兰和西班牙只能充当后卫。路易十四统治了72年，他的意志就是法律。他曾发表过著名的言论：L'état, c'est moi——"朕即国家"。他是一个极端保守的暴君，造成数十万士兵和持不同政见者死亡。但他彻底变革了音乐、建筑、文学和美术，使自己置身于巴洛克时期伟大的创造性思维之中。他的影响延伸到了一个令人惊讶的医学分支：产科。据说，路易十四用他不可预知的奇思妙想，彻底改变了生育的方式，尽管这倒不一定是他的本来意图。在那个时代，为了借助重力帮助分娩，女性生孩子时本能地蹲着。但路易十四看不清楚他的情妇露易丝·德拉·瓦列埃为他分娩私生子的情形，所以，露易丝不得不仰面躺着，张开两腿，以便让国王看得清楚些——国王甚至比那个可怜的女人自己还清楚。尽管平躺着分娩既困难又痛苦，却流行了起来。现在的女性仍然以这种方式分娩。

他不是一个寻常的人，或许仅仅因为他的寿命不寻常地长，而当时长寿的人很少。他的儿子路易、孙子路易和曾孙路易都死在他前面。1715年，路易十四在自己77岁生日的前4天死于坏疽。他的腿坏死了，很可能是因为老年病——动脉粥样硬化。他的臣民通常活不到40岁，所以大概没人了解这种病，人们早在动脉开始硬化之前就死了。从治疗方法来看，国王的医生们束手无策。他们用勃艮第葡萄酒和驴奶交替着泡他那条发黑的腿。外科医生马雷查尔建议截肢，但是国王厌倦了活着，也厌倦了统治，于是拒绝了。在极度的痛苦中，他度过了生命的最后几个星期。

年轻的路易十四差点死在9岁那年，倒不是因为他染上的天花，而是因为医生给他放血，导致他失去知觉。直到他最喜爱的宠物——一匹小白马，被拽上楼牵到他床边，他认出了它，才缓过神来。从那之后，私人医生对他的健康进行了密切监测，并每天在健康日报（*Journal de Santé*）上记录他的身体状况。59年来，他的医生瓦劳特、达奎恩和法贡接力记录着他的生活。于是我们得以知道，在1658年竞选时，路易发了很久的烧，人们担心他得了疟疾。这么多年来，他洗了至少一次澡。因为便秘，他几乎每个星期都要灌一次肠。他近视，经常头晕目眩，还受着痛风或是骨关节炎的困扰。25岁那年，他得了麻疹，之后，他变得肥胖，生了寄生虫，还反复出现胃痛。遗憾的是，他生命的最后4年里没有任何记录。

太阳王还有另外两段痛苦经历值得一提。无论是从字面还是比喻意义上来说，路易都喜欢生活中甜美的事物。在欧洲，糖还较为新奇，它让许多人，尤其是那些买得起甜食的贵族，烂了牙齿。路易的嘴里满是坏牙，他经常召见一名拔牙师到凡尔赛宫为他拔除牙齿。到了40岁时，国王几乎没剩几颗牙了。在许多画像中都可以清楚地看到，他的脸颊和嘴巴看上去像一个老妇人。

有一次，出了件大事。拔牙师不光拔出了他的一颗烂牙，牙上面还带着一块国王的上颌骨，连着一部分上腭。这名不幸的牙医后来不知怎样了，但国王患上了严重的感染和上颌骨脓肿。当然，坏掉的那颗牙本身也会导致脓肿，感染的骨头可能会随着牙齿一起脱落。如果真的是这样，那牙医也无能为力。无论如何，路易的情况很糟糕，性命堪忧。几名外科医生被召来，最后，他们进一步掰开国王的上颌，让脓液流出来，然后用烙铁灼烧脓肿剩余的空腔——国王一直坐在椅子上，没有麻醉。

其中一名医生站在国王身后，用双手紧紧抓住他的头，也许是用右手按住前额，左手按住下颌，把他的头压在椅背上，这样能强迫他把嘴巴张开。第二名外科医生也许站在一边，双手把上唇拉起，确保上颌的视野良好。第三个医生在壁炉旁，给烙铁加热。以国王危险又受限制的姿势，当他看到发红的烙铁接近自己，肯定吓得要死。嘴里的热气、难闻的烟味和剧痛一定让他喘不过气，但路易勇敢地忍受了这种折磨，很快康复了。然而，口腔和鼻腔之间的上颚留下了一个洞，这使得他在喝汤或酒时，汤或酒会从鼻子里流出来。他吃饭的时候，从走廊外面都可以听到声音。

国王有个习惯，就是坐在他的便桶（chaise percée）上接待客人。因此，在会见他人或与谋臣议事时，路易可能在当众排便。宫廷里有一个小贵族，他唯一的任务就是擦拭国王的肛门——国王从不自己擦。究竟是由于这些不寻常的厕所仪式、过多的骑马、特殊的性癖好、2 000多次记录在案的灌肠和结肠冲洗，还是因为肠子里有寄生虫，我们不得而知，但在1686年1月15日，路易的肛门附近肿了起来。2月18日，肿胀被证实为脓肿，后于5月2日破裂，形成瘘管，尽管进行了热敷和灌肠，但伤口并没有闭合。

"瘘管"（fistula）一词在拉丁语中是"筒、管子"或"长笛"的意思。肛瘘即肛周瘘，意思是"肛门区域的瘘"。拉丁语中相应的医学术语是fistula ani，字面意思是"肛门的瘘管"。它本质上是一个小通道，一个连接于肠道和皮肤之间中空的隧道，就像被小动物从直肠啃到外面。但它不是由小动物, 而是由细菌引起的。

肛瘘通常始于直肠黏膜上的一个小伤口, 位于肛门之内。粪便中数不清的细菌会导致伤口感染。感染可能发展为脓肿, 与其他的脓肿一样, 其中的脓液不断形成并压迫周围的区域。在直肠周围, 靠近肠道的组织比远处的组织要致密得多。因此, 直肠附近的脓肿往往会朝远离肠道的方向移动, 它钻过较软的组织, 最终在皮肤下面形成脓肿。

肛周脓肿的脓液越多, 产生的压力就越大。患者会发生严重的疼痛和发烧, 这就是路易在那一年的3月或4月所经历的。最终, 皮肤承受不住巨大的压力以致破裂, 释放出所有恶臭的脓液, 这是5月初发生在国王身上的事。之后, 压力消失, 发热退去, 疼痛停止, 但是直肠黏膜的小伤口到皮肤之间的通道几乎不会自行愈合, 而是留下一个持续存在的瘘管。

为什么肛周脓肿会留下一个无法自行愈合的隧道, 原因还不完全清楚。也许是与直肠中持续存在的大量细菌或是黏膜中不断产生的黏液有关。瘘管可以潜伏很长一段时间, 不会引起任何症状或不适, 但其中随时可能充满脓液, 形成新的脓肿。这意味着一旦你遭受过肛周脓肿的折磨, 复发的可能性就很大。在某些情况下, 瘘管的隧道会变得很宽, 以至于肠内的气体甚至粪便都可以通过它排出, 这当然会很恼人, 因为你无法控制。大概国王如此不舒服的原因就是这个, 因为瘘管未必会产生很多其他症状。

在治疗肛瘘时, 区分两种类型是很重要的。如果直肠内的伤口位置很低, 靠近肛门, 瘘管的隧道就会从肛门括约肌下方通出来。假设你把一根细棒伸入隧道, 从外面皮肤上的洞穿过里面黏膜上的洞, 然后从里到外把隧道整个切开。这样, 你就打开了整个隧道, 两端瘘口的两个小伤口就变成了一个大的"常规"伤口。一个开放性的伤口是可以愈合的, 因为瘘管已经不复存在了。不将伤口缝合, 而是让其开放, 每天用大量的水冲洗6次, 然后等待。6个星期后, 就能达到二期愈合。这种手术被称为瘘管切开术, 或者更形象地被称为"敞开"手术。用于寻找瘘管的细棒被称为探针（probe），因为它能"探"穿瘘管。

然而，如果直肠内伤口的位置较高，从肛门向里看，瘘管隧道可能横贯于肛门括约肌上方，甚至可以穿过它。如果此时进行瘘管切开术，不仅会切开瘘管，还会切开肛门括约肌，这当然是必须避免的，因为如果肛门括约肌受损，就无法控制肠道的运动了。

路易十四的瘘管显然令他十分不适，最后他召见了一位外科医生来做瘘管切开术。然而，外科医生查尔斯-弗朗索瓦·菲利克斯·德塔西以前从未做过这种手术。他向国王请求6个月的准备时间，并在75名"普通"患者身上进行了练习，然后在1686年11月18日早晨7点，切开了路易的瘘管。国王俯卧在床上，两腿张开，肚子下面垫着一个垫子。他的妻子曼特农夫人、皇太子、忏悔神父弗朗索瓦·德·拉雪兹、医师安托万·达奎恩，以及他的首相德·卢浮侯爵也都在场，首相握着他的手。

外科医生为这次手术制作了两种器械，一种是巨大的肛门牵引器，另一种是精巧的、镰刀形的刀——后面带有半圆形探针的手术刀。这使他能够在一次弧形运动中探查和切开瘘管。为此，他把切开瘘管所需的两种工具——探针和刀，合并在同一个器械里。德塔西先是掰开了国王坚实的臀部，因为路易一点也不瘦。这使他能够检查外部伤口的准确位置——距离肛门有多远，是在肛门的前面还是后面，是在左边还是右边。然后，他把手指伸进国王的肛门里，去摸里面的开口，如果能摸到的话。到目前为止，国王不会感到疼痛，只会感到不安和尴尬。然后，外科医生会要求患者躺好，同时插入牵引器，慢慢地拧开。如果运气够好，光线充足，直肠内部的开口现在应该是看得见的了。旁观者大概已经越过外科医生的肩膀看了一眼。

痔疮

肛门及其周围可能会出很多问题。处理这类问题的医学分支被称为肛肠病学。肛肠外科的治疗范围包括肛周瘘管和脓肿、肛门疣以及肿瘤、肛裂、脱垂、肛门失禁和痔疮。痔疮是肛周3条静脉的静脉曲张。当一个人仰卧抬腿，这3条静脉分别位于5点钟、7点钟和11点钟的位置，也就是左后、右后和右前。痔疮基本上不会引起任何问题，除了瘙痒和少量失血。但是，如果曲张静脉的血流受阻，就会产生突然而剧烈的疼痛。比如，在飞机上坐得太久后就有可能发生。据说拿破仑·波拿巴就是因为这个输掉了滑铁卢战役。如果症状演变成慢性的，就可能需要进行痔疮切除术了，还可以用胶圈扎住痔疮（胶圈套扎法）、注射（硬化剂）使其收缩（硬化剂注射法），或是用电凝灼烧痔疮。在中世纪，这个手术是用一根灼热的铜棒穿过一根放在桩上的冷铅管来完成的。报纸在痔疮的发展过程中起着重要的作用：如果你带着报纸、漫画、智能手机或笔记本电脑去厕所，肛门静脉的高压就会持续过久，所以尽量不要久坐！

现在，外科医生不得不警告国王，接下来会很疼，但他还必须再躺一会儿。德塔西将他的"瘘管探针兼手术刀"插入外部的开口，轻柔但坚定地向里推，直到它从内部开口伸出来，这个过程是痛苦的。每个人的额头上都冒出了汗珠，希望这不会持续太久。当德塔西看到探针从内部开口出来时，他知道，至少对他来说，最难的部分已经过去了。但是，对这位不幸的患者来说，最糟糕的时刻还没有到来。外科医生猛地一拉，把刀从瘘管里拔了出来。国王象征性地咬紧了牙关，但没有叫出声，瘘管被切开了。德塔西迅速地从肛门里取出牵引器，用一团绷带止住出血。患者会感到有一小股血顺着腿流下来，但也很快就停止了。

1个月后，国王下了床，3个月后又回到了马背上。他并不为自己的肛门问题感到羞耻，整个法国都知道这件事，在等待的几个星期里，他们和他们的君主一样焦虑不安。幸运的是，国王活了下来，证明这次手术是成功的。在凡尔赛宫的宫廷里，为了模仿勇敢的国王，在裤子里缠绷带甚至一度成为时尚。瘘管切开术被称为 La Grande Opération（大手术）或 La Royale（皇家手术）。传言说，至少有30个朝臣要求菲利克斯·德塔西给他们做同样的手术，但都失望而归，因为他们中没有一个人真的患有瘘管。1687年1月，宫廷作曲家让·巴蒂斯特·卢利为纪念国王的康复而演奏了一曲华丽的《感恩赞》（就是这时他用指挥棒击中了自己的大脚趾）。

从手术的良好结果以及后来没有提到国王患有失禁来看，他所患的一定是"低位"瘘管，他的肛门括约肌逃过一劫。菲利克斯·德塔西很幸运，只需要做一个简单的瘘管切开术。但是高位瘘管要如何治疗呢？

希波克拉底早在2 000多年前就有了解决这个问题的方法。公元前5世纪，他第一个提到了挂线法——只用一根简单的线。这名希腊医生描述了一种易弯曲的锡探针，末端带有针眼。他把一根由几股亚麻织成的线穿过针眼，线的周围缠上马毛。首先，他用食指伸入患者的肛门，然后将探针插入瘘管的外部开口，将探针穿过瘘管隧道，直到他的食指摸到探针进入了直肠，然后将探针弯折，把它从肛门拉出来。这根线穿过瘘管进入直肠，又从肛门出来，再将其两端系在一起。

穿过瘘管的线起的第一个作用是保持隧道畅通。这样，里面形成的任何脓液都可以顺着线流出去，阻止了脓肿的发展或复发。然后，再把线绑得更紧一点，在接下来的几天或几周内，它就会慢慢地穿过肛门括约肌组织。这个过程很缓慢，让被线切开的肌肉纤维有时间再次愈合。这是一种慢动作的瘘管切开术，避免了伤害肛门括约肌。希波克拉底的线能起到切断作用主要归功于亚麻，但亚麻容易过早断裂。这就是还要用马毛的原因，你可以用它来穿一根新的亚麻线，而不需要再用锡探针。

今天，人们尝试了各种各样的方法来治疗高位肛瘘。例如，用各种材料将其填满，或者用黏膜把它们封闭起来。但最常用的方法仍然是希波克拉底经典的挂线法，用一根线缓慢把组织切开。现在的合成材料和弹性材料代替了亚麻和马毛，但效果是一样的，而且在许多情况下，结果都令人满意。

因此，菲利克斯·德塔西显然不是从希波克拉底的书中学到手术方法的，因为他在治疗国王的瘘管时用的是刀而不是线。可能他在成功的英国瘘管外科医生——特伦特河畔纽瓦克地区的约翰·阿德恩的作品中读过这种方法。阿德恩在1376年写了一本关于瘘管的小册子，里面有他的手术方法和自己制作的器械的插图。阿德恩治疗所有的瘘管都用直接的瘘管切开术，没有什么特别的。然而，他比他的同事们取得了更好的成绩。他的名声可能来自他温和的术后护理，使得切开的瘘口愈合得比同行们所做手术的愈合效果要好得多。他用布而不是烙铁来止血，用清水而不是腐蚀性药膏或灌肠剂清洗伤口。路易十四也从这种温和的方式当中获益。

阿德恩在"百年战争"期间曾是一名军医，当时他看到许多骑士患有瘘管。他们穿着厚重的盔甲，在马鞍上颠簸着，劳累、恐惧和炎热使汗水从他们的背上流下来，流进了他们的臀缝。持续的刺激导致尾骨附近出现脓肿，脓肿破裂后留下一个洞，看起来像肛周瘘。

然而事情并非如此。14世纪，约翰·阿德恩发现在马鞍上颠簸的骑士会有这种情况，600年后的另一场战争中，同样的问题也出现在屁股颠簸的士兵身上。但他们不是骑马的骑士，而是第二次世界大战中坐吉普车的士兵。吉普车是为崎岖的地形设计的，但座位很硬，没有减震器。成千上万的美国士兵在医院花上好几周，接受臀部脓肿的治疗。

这种感染被称为藏毛囊肿，它的起源略高于肛周脓肿，并不始于直肠，病因还不完全清楚，但它总是发生在同一个部位——我们以前有尾巴的地方。在我们曾经有尾巴的地方，出生后会留下一小块区域，此处皮下组织供血不足，且毛发在皮下生长的可能性更大。有些人这个部位的皮肤上有一个小坑，皮下的毛发会引发充满脓液的感染，特别是当该区域持续受到刺激时，就像吉普车里的士兵们一样。因此，感染的藏毛囊肿也被称为"吉普座"或"吉普乘员"病。

约翰·阿德恩没有注意到，骑士们所患的脓肿和真正的肛周瘘管不同，而且直到17世纪也没有做出这种区分。但国王路易患的并不是藏毛囊肿。藏毛囊肿不是一个开放的隧道（瘘管），而是一个盲端（窦），菲利克斯·德塔西永远无法通过一个盲端拉出他特别设计的"瘘管探针兼手术刀"。这两种症状在男性中比女性更多见，肛周瘘大多发生在比藏毛囊肿稍晚一些的年龄——30～50岁。路易患病时是48岁。肛周瘘有时可由克罗恩病（肠道炎症）引起，但病因大多不清楚。就路易而言，凡尔赛宫不卫生的环境可能是原因之一。由于缺乏净水和冰箱，住在宫廷里的人与其他人一样，经常因为食物中毒而腹泻。而且，太阳王也不经常洗澡，他身上总是臭气熏天。有一次，一位大使来拜访他，他非常友好地亲自打开一扇窗户，这样客人就不会被他身上的气味所冒犯。

外科医生菲利克斯·德塔西自从为国王做过手术后，再也没有拿起刀，据称是因为压力过大，但大概和他从手术中获得的丰厚养老金、乡间别墅和头衔的关系更大。他的"瘘管探针兼手术刀"现在可以在巴黎医药学历史博物馆看到。

在那个时代，外科不被认为是一个光荣的职业，但这种情况即将发生转变。整个欧洲都听说了皇家的瘘管切开术。威廉·莎士比亚写了一出喜剧《皆大欢喜》，其中法国国王的瘘管病扮演了重要角色。取笑路易瘘管的歌曲和笑话纷纷出现。每个人都在谈论它。瘘管切开术的成功，暴露出只会用泻药、洗剂、药水和放血的医生的医术不够精湛。在皇家手术后的1个世纪里，外科医生受到了前所未有的欢迎。

27

600伏特：阿提斯动物园的电鳗

外科医生每天都要用到电。根据电压、导电性和频率的不同，电可以是无害的、有用的、碍事的、危险的或致命的。2013年3月1日，在阿姆斯特丹进行了一次非同寻常的手术，清楚地显示出电的危险。然而，这次手术不是由外科医生进行的，手术室也不在医院。地点是阿提斯动物园，做手术的是兽医玛诺·沃尔特斯，他为各种动物进行了手术。

当然，外科医生的工作对象仅限于哺乳动物，更具体地说，仅限于一种灵长类动物，但能在人类身上进行的大多数手术也可以在其他动物身上进行，外科学的发展也有助于推进兽医医学。阉割和绝育手术是兽医日常工作的一部分，但他们也为狗做剖宫产手术，为牛做胃部手术，为大腹便便的猪做腹壁整形，为马修补腹部疝，为猎豹治疗骨折，为河马矫正牙齿。

有些外科医生在老鼠小小的胃和肠子上做手术，是为了科学研究，但是，如果能给火烈鸟做食管手术，给长颈鹿做颈动脉血管成形术，给乌龟的肺做手术，给考拉做阑尾切除术（它们的阑尾有2米长），或给老虎的甲状腺做手术，想必会很有意思。给鲸鱼做心脏直视手术（它的心脏大到人可以站进去），或是给大象做鼻子矫正手术会是什么感受呢？

阿提斯动物园的这场手术同样奇特，而且要进行手术的动物也很危险。沃尔特斯对一条电鳗（Electrophorus electricus）进行了手术。这条在动物园水族馆里畅游多年的动物，腹部出现了肿块。电鳗是一种身长约1.5米的鱼类，有电击的能力，这使得它们比水下带电的插座还要危险。

动物会发电并不是什么奇怪的事。体内的每一个细胞都不断地在其内部和外部之间创造一个电场。我们身体产生的电压非常微弱，但这个强度也足以被轻易测量。大脑的电脉冲可以用脑电图（EEG）来测量，心脏的电脉冲则可用心电图（ECG）测量。神经细胞利用电荷传递信号。我们的大脑是一个靠电力驱动的巨大调控中心。产生和维持这些电能需要大量的能源。人体所需的约1/5的氧气进入大脑，为我们提供必要的电力。

电鳗用来发电的器官独一无二。这些器官并非单独地产生电荷，而是串联在一起，因此电荷的能量是累积的。这使得电鳗能够产生非常高的电压。由于电鳗需要大量的氧气来产生这些电，远远多于鱼类能通过鳃从水中获取的量，所以它们必须定期浮出水面，从空气中吸入额外的氧气。

电鳗有3个发电的器官，这3个器官都在尾巴上，尾巴几乎占了整条鱼的长度。萨克斯器官（the Sachs' organ）发出微弱的电脉冲，电鳗用这种电脉冲作为一种雷达来探测周围的环境（它的眼睛非常小）。电脉冲定位猎物后，狩猎者器官（the Hunter's organ）会放电，使猎物瘫痪。第三个器官——"主要"器官（"main" organ），是电鳗处于危险时使用的。它能产生600伏特的电量，可以使附近包括人类在内的任何动物都无法动弹。

这条电鳗的腹部已经肿了数个星期，这使它的头一直向上翘着。电鳗的腹部通常很小，位于头部和巨大的电尾巴之间，几乎难以被注意到。起初，动物园的兽医认为它吃得过多或是便秘，但减少食物摄入、使用泻药之后并没有好转。抗生素也没有效果，所以大概不是感染，这条鱼好像得了癌症。它的痛苦显然在迅速增加，兽医们决定对它进行检查，看看能否做些什么。这意味着要把电鳗从鱼缸里取出来，拍一张X光片，并进行活组织检查——手术切除一小块肿块，然后在显微镜下检查。显然，电鳗会把这些举动认为是一种威胁，还会用600伏的电来对付饲养员。这一切会使它筋疲力尽并需要额外的氧气。总而言之，不管是对人类，还是对这条电鳗自身来说，这都是一项冒险的事业。因此，这场手术必须要认真准备。

这并不是第一次在电鳗身上进行手术。阿提斯动物园联系了在2010年做过同样手术的芝加哥兽医。准备工作已做好，一份日志被整理出来。要知道，电鳗只在它想放电的时候才会放电，无意识时则不会。也就是说，如果它睡着了，就不会放电。这有两个好处：第一，一旦电鳗被麻醉，手术时就可以不用担心被电击了；第二，在水中用电压表就可以轻易地测量睡眠深度。电荷越弱，麻醉剂的效果就越好。

手术在动物园水族馆园史大厅后面的画廊里进行。每个人都戴着特殊的电工手套，负责捕捉和移动这条电鳗的两名饲养员甚至穿着橡胶潜水衣，手术台是用一块PVC排水管做成的，可以把电鳗放在里面做X光和活组织检查。工作人员用网把它转移到一个装满水的塑料水箱里，泵入额外的空气。用一个简易电压表测量电击强度的同时在水中加入麻醉剂（三卡因），经过了大约1个小时，电击的强度减弱了，鱼的活动也减少了。

一旦它完全睡着，就被抬出水面，放在沟状的手术台上。电压表显示没有更多的电荷产生。它的嘴不断地被用三卡因溶液冲洗。现在，肿块的大小清晰可见，肿起的腹部里可以摸到一些硬块。拍完了X光片，沃尔特斯戴着橡胶手套，在肿瘤上方的皮肤上做了一个小切口。电鳗没有鳞片，而是有着和真正的鳗鱼很相似的皮肤，这使得沃尔特斯的工作非常容易。他从腹部取出一小块组织，用可吸收的线缝合了伤口。对于鱼，使用的缝线不能溶解得太快。温血动物的伤口会在两周内愈合，但鱼作为冷血动物，新陈代谢要慢得多，所以缝线必须要能够保持6～8周，以确保伤口愈合良好。小手术完成后，它被放在装满淡水的水箱里等待醒来。不一会儿，它又开始活动，放出的前几次电击就显示出高压。

然而大约1个小时后，它明显不对劲了。电击不再有规律，也不那么活跃了。突然间，它放出了一次高压电，就完全停止了活动，它死了。它仿佛以放电的形式呼出了最后一口气。是麻醉和手术让它过于紧张，还是恶性肿瘤令它难以承受？

　　沃尔特斯对它的尸体进行了解剖。肿瘤很大，已经扩散到了肝脏和脾脏，后来的显微镜检查显示，它得的是转移性胰腺癌。这就解释了肿瘤的生长为何会如此快速。无论如何，这条鱼的前景预期都不会很好，或许，由于死在麻醉后，它还免受了许多痛苦。

缝　合

　　缝合用一种叫作持针器的特殊工具来完成，缝针被紧紧夹在其中。右利手的外科医生用右手拇指和无名指握住持针器。他的左手拿着镊状的手术镊提起组织，并从持针器接过缝针。缝针是弯曲的，所以在缝合时可以尽可能少地影响组织。针是一次性的，缝线已经接在了上面。针和线采用双层消毒包装，不接触内层就可以打开外层，手术医生或他的助手可以在不接触外层的情况下拿到内部包装。这样可以确保外科医生拿针时不会被细菌污染。缝针有锐针、钝针、切割针、大针和小针。缝线分为可吸收缝线和不可吸收缝线，有的是一根线，有的由几根线编织而成。所有这些不同线和针的组合都是单独包装的，且线的粗细和强度有所不同。线的强度用数字表示。1号较粗，2号更粗，一直到5号。0号线比较细，但是大多数线更细。它们由一系列的零表示。2个0（00号）比0号线还细。3个0（000号）是皮肤缝合线的正常粗细。血管是用非常细的6—0线缝合的，而12—0线（比人的头发还细）则用于显微外科手术。

　　沃尔特斯及其团队不得不顾及的电力是不可预测的。外科医生（给人做手术的人）在日常工作中也必须注意电的危险，但幸好，手术室中的电是可以调节和控制的。在手术过程中，电力无处不在。麻醉师的呼吸机，还有监测心跳、氧气水平和血压的仪器，都靠电力运转。手术台需要用电来移动，灯光当然是用电的，腔镜手术的设备离不开电力，移动X光机产生几千伏的电荷，手术室里记录和检索医疗数据的电脑，还有观看手术和X光片的视频显示器——这些都是电力驱动的。还有一些手术方法需要用电，离患者和术者近到甚至超出你的想象。例如，在现代外科手术中，几乎所有手术都离不开电凝。电凝用的是一种电刀——从手术刀和烙铁的结合进化而来。在电凝过程中，患者是"带电的"，但这很安全。

在石器时代，外科医生用的是石头，吾珥的亚伯拉罕用石刀割去包皮，希腊人用的是青铜手术刀，罗马人用的是铁，而我们用的是钢。在过去的100年里，由于技术的发展，新型的刀具已经被发明出来。压电（由于潜艇声呐系统而为人所知）在手术中被应用在一种特殊的仪器上（指超声刀，常用于腔镜手术），通过振动进行解剖和止血。在辐射（核能）的力量被发掘后不久，利用伽马射线、名为伽马刀的工具开始用于外科手术。可用微波（例如用于烹饪）发展后，这项技术也很快被应用于外科学，激光亦是如此。但最成功的工具仍然是简单的电刀，它是在电被广泛应用于日常生活（电灯泡）后就被引入外科学的。

早在1875年，人们就进行了利用电灯丝烧灼来阻止手术出血的实验（名为电灼术，electrocauterisation，源自拉丁语cauterium，意思是烙铁）。然而，灯丝的热量过高，烧灼到的周围组织面积比预期要大得多。这种方法既缓慢又不精确，而且还很危险。

法国物理学家雅克-阿尔森·达尔松瓦尔更进了一步。他知道，电在电阻最大时主要产热。人体足够大，导电时电阻很小，电也可以在金属手术刀上自由传导。因此，电阻最大的点是手术刀和身体接触之处，更具体地说，是电刀尖端周围组织的小区域，正是手术所需要产生热量的地方。而且，只有当手术刀与组织接触时热量才会产生。

达尔松瓦尔提出了一个想法，如果能量以交流电而不是直流电的形式传递，那么对身体有害的电流能量就可以保持在一个较低的水平。我们墙壁上的插座中就是交流电（AC）。从原则上来看，它是致命的，对神经、心脏和肌肉有麻痹作用。但是这位法国物理学家发现，如果交流电的频率足够高，达到10 000赫兹以上，它的不良影响就会消失。

电刀与发电机用电线相连，为了完成电路循环，必须用第二根电线将发电机与患者连接，此时，患者会成为电路的一部分。如今，这第二根电线变成了贴在患者大腿上的一次性导电胶垫，通常称为"患者板"。因此，外科医生在开始动手术之前，一定会问手术团队"板子接好了没有"。

热可以将血液及周围组织中的蛋白质从液体转化为固体从而止血，就像煮熟后的蛋白会凝结一样。蛋白质的这种特性被称为凝固，如果用的是电，就叫作电凝。如果向一小片组织施加更多的热量来提高温度，细胞中的所有水分就会突然蒸发，导致它们在蛋白质凝固之前就发生爆炸，这个效果就不是止血，而是将组织切开。

20世纪20年代，美国工程师威廉·博威进一步发展了电凝原理。他发明了一种发电机，可以更好地调节组织中的能量水平。他通过把交流电的频率提高到30万赫兹达到了这个目的。这种发电机以脉冲形式提供电流，也就是所谓的调制交流电。此外，它还可以调节电压。通过减少每分钟脉冲数来抵消较高的电压，总能量水平就不会升得过高。这使得热能的效果可以在凝固和切割之间调整，而保持电流在安全范围内。在今天的外科手术中，这一原则也没有改变，在许多国家，电外科设备仍然以其发明者的名字——"博威"命名。

1926年10月1日，神经外科的先驱哈维·库欣在波士顿将博威的仪器引入了外科学。库欣专注于研究人体中不能简单地通过施加压力、缝合或打结来止血的一个器官：大脑。

大脑和大多数头部肿瘤都由众多小血管提供充足的血液。因此，切除脑肿瘤是非常血腥的手术，库欣为此制定了一系列预防措施。他用小银夹夹住小血管止血，术后银夹可以留在组织里。库欣还养成了分次切除脑肿瘤的习惯。如果患者因为严重失血而被迫停止手术，他将在几天或几周后等患者血液水平恢复以后继续手术，这就是所谓的分段法。在大手术中，他会在必要时让一名志愿者到手术室为患者当场献血。大多数情况下，志愿者是医学院的学生，他们将得到近距离观察开创性脑部手术的机会。

库欣在一份医学杂志上描述了他第一次使用电凝的手术，以宣传这种止血新方法的重要性。不过，他绝不是第一个应用这种新技术的人，有几位外科医生在他之前就进行过这种手术，但库欣在神经外科中将电凝技术运用得非常成功，而且库欣本人也更有知名度。他在1926年发表了这一令人震惊的结果，对这种方法的推广起到了决定性的作用。

但要使电凝技术得到更广泛的应用，必须先解决一个严重的问题。尽管波士顿已经使用交流电提供街道和房屋的照明，但库欣工作的布里格姆医院使用的仍然是直流电。因此，为了库欣的开创性手术，手术室必须特地从大街上接一根电线，引入交流电。

当天，库欣用威廉·博威的发电机为一名颅骨恶性肿瘤（颅外肉瘤）患者做了手术。3天前，由于患者失血过多，他不得不中止了手术。库欣没有花大力气去理解电凝装置背后的物理原理，他说："不了解内燃机原理的人也能学会驾驶机动车。"所以他让博威亲自到手术室去。如果库欣要调节用于止血的电流大小，博威可以摆弄旋钮，改变电压大小和脉冲频率。库欣重新打开第一次手术的伤口，继续一块一块地切除肿瘤。这一次，他用的不是手术刀和剪刀，而是电凝法。他烧灼肿瘤时产生的烟味道很难闻，旁观席上的观众都感到恶心。等待献血的医学生晕倒了，从椅子上摔了下来，但库欣很快意识到：这种方法效果十分惊人。

在下一场手术中，库欣要从一个12岁女孩的头骨上取一个类似的肿瘤，在博威的帮助下，他一次性就成功地把肿瘤完全切除了。两位患者都恢复得很好，没有出现并发症，库欣在随后的所有手术中继续使用博威的设备，这些设备甚至让他能够进行以前不敢做的手术。他在给一位同事的信中写道："我成功地在大脑中做到了从未想过可能做到的事。"来自世界各地不同学科的外科医生纷纷开始效仿他。

起初，偶尔还是会出点小问题。在一次颅骨手术中，一簇蓝色火焰从患者打开的额窦中喷射出来，患者作为麻醉剂吸入的可燃乙醚通过手术切口逸出，被电凝产生的火花点燃了。在那之后，库欣的手术都是直肠麻醉，而不是吸入麻醉。还有一次，库欣的手臂无意中靠在一个金属伤口牵开器上，受到了电击。这启发他使用了一段时间的木制器械和手术台，直到博威通过调整发电机的设置找到了更好的解决方案。

如今，人们采取了各种各样的措施来保护患者和手术团队免受电击。手术团队戴着医用橡胶手套，患者、手术台以及所有用电设备都是接地的。整个手术室是一个法拉第笼：墙壁和门里有铜线网络，以确保来自外部的电荷（如雷击或电网过载）都不能进入房间扰乱手术。此外，现代手术室与外部世界是隔绝的，也就是说，没有一根导电线可以直接接入手术室，手术室使用的电力都是通过变压器提供的，计算机网络中的数据则通过光纤电缆传输。

博威的电凝装置在近一个世纪里几乎没有改变过。它经过了改进，变得更加安全，它所使用的环境也必须符合比库欣的先驱时代更严格的要求。然而，尽管现在人们认为电凝是完全安全的，但在患者身上施加的电荷与电鳗产生的电击并无差别——都能达到几百伏。

后记

十大未来的外科医生

任何一个乐天的人，去想象未来的外科医生能做出什么古怪而奇妙的事情，实际上都是在指出当今外科医生的不足。科幻作为一种文艺题材已经存在了200多年，在这段时间里，作家们常常试图想象，在一个充满无限可能的时代，医生或外科医生能做些什么。他们的描写有些展现出惊人的洞见，而另一些则幼稚得可笑。以下是科幻艺术作品经典中的十大外科医生。

10. 维克多·弗兰肯斯坦

维克多·弗兰肯斯坦是一个有着疯狂野心的终极DIY外科医生。在玛丽·雪莱1818年创作的小说中，这位疯狂的医生从尸体碎片中拼凑出一个新的生物，并用科学赋予其生命。令他大为吃惊的是，他的患者是一个有自己思想的智慧生物。维克多成了这个魔鬼意志的奴隶，这使他付出了健康、婚姻，乃至生命的代价。

在过去的50年里，外科医生和患者之间的关系发生了很大变化，但幸好没有像维克多·弗兰肯斯坦那样面临恶果。患者和外科医生之间的双向交流都有所增加。在20世纪，患者还像温顺的绵羊一样被带进手术室，至于他们的问题出在哪儿，医生们要做什么，通通不需要向他们做出明确解释。如果他们患的是癌症，也只是简单讲几句，而且如果有好几种可选择的治疗方案，往往是由专家来决定采取何种行动，不需要与患者商量。

幸好，现在患者们变得更愿意发声，他们自己组成互助小组，并要求对手术结果获取更多的了解。现代患者在同意动手术前，会向外科医生提出大量问题，这么做是对的。当然，有时这对外科医生来说并不容易，但是，即使患者的意见或要求可能会偶尔对医生的自控力提出挑战，也永远不至于让医生付出健康、婚姻或生命的代价。另外，如今的外科医生也会尽可能多地解释病情和治疗方案，以保护自己。当然，这可能会吓到患者，毕竟没有人乐意看到一长串可能的风险、并发症和副作用，但这已经成为现代医患关系的一个固定特征。这种改良的交流方式也存在缺点，现代患者不再像过去那样信任他们的医生。他们更频繁地寻求第二意见，导致了"医疗购物"和医疗服务的过度消费。

9. 迈尔斯·本内尔

迈尔斯·本内尔医生是个讲了真话的人，可没人把他的话当真。在杰克·芬尼1954年创作的小说《天外魔花》（*The Body Snatchers*）中，本内尔的患者一个个变成了外星蔬菜，但没有人相信他——除了他后来的精神科医生。

今天，外科医生有义务向卫生检查机构报告异常病例和其他疫情，还必须要对此进行调查，分析正常情况应该如何，以及通常做法为什么不再适用于异常情况。随后要制订行动计划，其中包含一些需要改进的要点，还要在一段特定时间后加以评估。患者如对治疗方法或医护人员的处理方式不满意，可向医院的投诉专员或部门提出投诉。现如今，无论医生或患者的投诉看上去多么奇怪，都会被认真对待。

8. 布莱尔博士

在1982年约翰·卡朋特执导的电影《怪形》中，一名叫布莱尔的外科医生在工作时被感染，变成了怪物。一个外星生命来到南极的一个科学研究站，取代研究人员的位置。每次有人被杀之后，布莱尔都要对那具畸形的尸体进行尸检，最后自己也感染了病毒（当时他没有戴口罩），然后他退出了团队，变成了怪形。

外科医生一直在用刀、针和其他锋利的工具工作，这些都可能会伤到自己。患者的体液也会溅到医生的眼睛里，或者流到小伤口里。因此，外科医生非常注意避免感染。他们接触任何东西都戴手套，他们都接种过乙肝疫苗，手术时他们还戴着外科口罩、眼镜和帽子来保护自己。尽管采取了这些预防措施，疾病还是会传染给外科医生，可能是通过针头或手术刀尖在薄橡胶手套上戳的一个小孔，或者一滴液体进入了眼睛。患者必须允许被检测艾滋病毒和丙肝。如果艾滋病检查呈阳性，外科医生必须服用一个月的抗反转录病毒药物以减少感染的风险，并且只进行安全的性行为以防止进一步传染。艾滋病和其他病毒感染是外科医生的职业风险。

7. 海伦娜·拉塞尔

站在20世纪70年代的角度来看，海伦娜·拉塞尔是一名并不遥远时空的未来医生。她是BBC电视剧《太空：1999》中的一个角色，该剧于1975—1977年播出。正如片名所示，该剧的背景设定在1999年。月球被撞出了绕地轨道，对于月球基地阿尔法的月球殖民者来说，未来难以预测。他们的外科医生是一位女性——在20世纪70年代，这是一个非常具有未来主义色彩的选择。

外科并没有什么不适合女性的地方。女人和男人一样能处理好体力活、责任、工作节奏和夜班，她们拥有与男性相当的技术洞察力。从本质上讲，女性并不比男性缺乏技术头脑，有时她们在交流方面可能比男性优秀得多。女性外科医生目前仍然是少数，但随着女性外科医生的比例迅速增加，在不远的将来，这种情况可能会发生改变。然而，真到了1999年，女性外科医生仍然相对稀少——在荷兰不超过1/8，在英国只有3%的高级外科顾问医生是女性。

6. 穿白衣的男人们

在史蒂文·斯皮尔伯格1982年的电影《E.T.外星人》中，来自秘密政府组织的匿名医生们毫不留情地对可爱的外星人E.T.进行了研究。没有得到同意，他们就占领了小艾略特的家，还把客厅改造成了手术室。他们不愿意先花时间听患者、艾略特和家人的讲述，所以他们并不理解E.T.唯一的问题是他想家了，于是他们把一切搞得一团糟。

外科学的前沿一直在被推进。这常常引发一个问题：这些进展是否都是必要的？近几十年来，人们越来越多地听到这样的格言："不仅要追求人类最高的目标，还要追求人类最渴望的目标"，或是"不仅要给生命以时光，还要给时光以生命"。做出一个是否要进行手术的正确决定，意味着要在患者的利益（包括寿命和生活质量）与手术风险之间取得良好的平衡。在这个决定上，患者和外科医生都有发言权。根据患者本人的意愿以及疾病的性质和预后，他们会得到一系列治疗方案。完全不受限制的治疗意味着尽一切努力去治愈，并挽救患者的生命。具体的治疗限度双方是可以达成共识的，例如，除了复苏之外，一切必要的治疗都应该做。选择最低限度的治疗则意味着不再采取任何挽救患者生命的措施，只去做使生命的终结尽可能舒适的事。

女 性

尽管如今，外科由男性和女性共同从事是理所当然的事，但在过去的200年里，这一职业一直由男性主导，似乎女性挥舞外科手术刀很是新鲜。一直以来都有令人尊敬的女性外科医生。大约在公元1000年，（男性）外科医生阿布·卡西姆·哈拉夫·伊本·阿巴斯·扎哈拉维，也就是科尔多瓦的阿尔布卡西斯写道，膀胱结石的女性患者最好由女性外科医生治疗。12世纪的法国文献中也出现了对女性外科医生技能的描述。早在16世纪的意大利，妇女就可经训练成为外科医生。在法国，外科医生的遗孀甚至被允许接替她亡故丈夫的工作。14世纪在萨勒诺毕业的3 000多名外科医生当中，有18名是女性。同一世纪，英国王室宫廷里的外科医生也是一位女性。然而，在中世纪之后，两种显著的态度变化导致了外科行业中的女性几乎完全消失：16世纪的猎杀女巫行动以及19世纪过分保守的风气，这种风气至少盛行至1968年。在荷兰，1945—1990年，新注册外科医生中女性的比例约为3%，而在1990—2000年，这一比例升至12%。2010年，荷兰25%的外科医生和33%正接受培训的外科医生是女性。2016年，英国11.1%的高级外科顾问医生是女性。

5. 3位低温冬眠中的医生

在斯坦利·库布里克1968年的电影《2001太空漫游》中，3位医生在宇宙飞船"发现号"上酣睡着度过了他们的旅程。在任务开始时，他们进入低温休眠状态，本应在"发现号"到达目的地木星时被叫醒。然而，在他们毫无防备地熟睡时，飞船上的电脑"哈尔9000"劫持了飞船。"信息技术部"完全接管了3位医生的任务，并结束了他们的生命。

20世纪90年代的互联网泡沫时期，计算机化医疗已经起步。只要是不想被绝望甩在身后的人，都必须顺应潮流、接受这些发展，外科医生也是如此。手写的医疗记录、处方和转诊信正在成为历史。每一家现代医院都有电子病历，所有的治疗、入院、结果和并发症都以数字化登记。医务秘书的数量因此减少了，结果外科医生却发现自己要做的工作更多了。电子信件和文件听上去不错，但是没有输入就没有输出。计算机化并没能阻止外科医生和其他医学专家要应付的管理工作的激增。（不幸的是）目前还没有计算机完全替代人类医生工作的问题。

4. 莱纳德·麦考伊

由吉恩·罗登伯里创作，1966—1969年播出的《星际迷航》（第一部）中，莱纳德·麦考伊是那艘安静的飞船"企业号"上的医生。作为一个生活在23世纪的人，麦考伊相当守旧。他不想与搭档斯波克的技术和冰冷逻辑扯上任何关系。对他来说，循证外科之类的东西毫无意义，他需要的只是良好的休息、规律和清洁。他的患者躺在整洁的四人医务室里酣睡。在麦考伊的领导下，"企业号"上的术后护理没有快捷通道可言。

在我们看来，卧床休息与术后护理密不可分。20世纪60年代，谁能想到在术后如此重要的康复阶段，躺在床上反而弊大于利呢？麦考伊确实有一个智能手机大小的小设备，在患者身上来回移动它就能获得详细的诊断结果。他的治疗也是未来派的，他能让所有被外星人袭击的船员立刻康复，不留下任何残疾或伤疤。在实施了这种高科技治疗后，他的策略却没有任何未来感：还是像17世纪的大医院一样，只是让患者躺在床上，等着他们康复。

3. 机器人外科医生

乔治·卢卡斯1980年的史诗电影《星球大战：帝国反击战》中，年轻的英雄卢克·天行者在正义（原力）与邪恶（黑暗力量）的战争中失去了右手。之后，一个无名机器人把一只机械手臂装进了他的身体里。与此同时，卢克意识到，用激光剑砍断自己手的恶人达斯·维德，实际上是自己的父亲。按照惯例，这样一个不完美的传奇故事总是要有一个幸福的结局，如同神仙下凡一般，机器人用仿生手替代了失去的肢体。虽然在这个"未来"里，卢克·天行者作为患者得偿所愿，但似乎已经完全不需要外科医生了。

在过去的三四十年里，外科学取得了惊人的技术进步。手术越来越复杂，切口越来越小。值得注意的是，在这些快速进展中，机器人并没有发挥特别重要的作用。某些腹部手术可以用机器人来做，但不能预先编程，外科医生必须实时操纵它。此外，机器人手术没有提供新的选择：同样的手术没有机器人也能做。然而，其他技术，例如与导航和虚拟现实有关的技术，在改进手术中起到了更为有趣的作用。从这方面看来，像《黑客帝国》（莉莉与拉娜·沃卓斯基姐妹，1999年）和《全面回忆》（保罗·范霍文，1990年）这样的电影比《星球大战》更真实地描绘了外科手术的未来。

2. 艾什医生

在雷德利·斯科特1979年的电影《异形》中，艾什是"诺斯特罗莫号"宇宙飞船上的医生。一个恐怖的外星生物从一名船员的胸腔里跳出来，出现在飞船上，艾什医生却阻挠其他船员摧毁它。船员们杀死了艾什医生，发现他不是人类，而是一个盲目遵循预先编程指令的机械机器人。操作这艘宇宙飞船的公司向机器人下达了搜寻外星生命的密令。因此，可以说艾什是一位严格遵守董事会指示的医生，甚至不惜牺牲自己同事的性命。

医学专家们自己来决定医疗服务的质量，他们和患者一起决定要做什么和怎么做，这符合医院的利益，但医院董事会还有其他利益。他们要支付工资，购买医疗用品，管理医院大楼，当然，所有这些都不能花太多钱。尽管有时用更少的钱也能提供等量的服务，但训练不足的员工、便宜的材料和不足的设施自然会对医疗质量产生负面影响。在医院的所有专家中，外科医生可能是最依赖训练有素的员工、高质量材料和最新设备的。这也使得他们最依赖医院董事会的政策。因此，他们应该要跟进政策的制定。不幸的是，在所有医学专家中，外科医生的时间最少。一般来说，卫生保健决策——不管是国家还是每家医院——掌握在管理者和非手术医生手中，外科医生只得旁观。

1. 彼得·杜瓦尔

彼得·杜瓦尔是理查德·弗莱舍1966年电影《神奇旅程》中"海神号"潜艇上英俊的外科医生。一位来自东欧的天才科学家叛逃到西方，撞到了自己的头部，出现脑出血，只有微创手术才能清除他大脑中的血块。这部科幻电影中，"微创"得到了淋漓尽致的体现。一艘核潜艇，包括船员在内，被用一种极先进的技术缩小到了红细胞大小，注射进他的脖子。潜艇迷失了方向，不得不走一条更刺激的路线，通过心脏和内耳到达大脑。糟糕的是，带上一位内科医生随行是一个严重的错误。随着剧情的进展，内科医生迈克尔斯博士被发现是一名间谍，正在破坏团队善意的计划，不过他得到了应有的惩罚，被一个白细胞吞噬掉了。外科医生彼得·杜瓦尔穿上他的硬汉潜水衣，在美丽的拉奎尔·薇芝的陪伴下，用一门激光大炮轰击血块。

只有外科医生才能写出这样的剧本！遗憾的是，直到现在，治疗血块也不是由外科医生开着微型潜艇来进行的，而要通过非外科医学专家的药物手段。当然这也是微创，只是没那么有趣。

微创治疗是近期未来外科学的核心概念。手术变得越来越小，花费的时间越来越少，因此患者的不适和不便也减少了。此外，要做的手术也变少了，因为一些疾病可以很容易地用药物或非手术方法治疗。但外科医生永远不会完全消失，也不会被机器人或计算机技术所取代。人类总是需要一个拿着刀拯救生命、修复损伤、祛除癌症、减轻痛苦的医生。

术语表

腹部（Abdomen）

俗称肚子。外科学中，希腊语"laparos"一词指腹部，如剖腹手术（laparotomy）：即切开腹腔。

脓肿（Abscess）

脓液积聚在有压力的身体组织间。想要防止恶化就必须将成熟的脓肿切开，拉丁语中有这样一句格言——"有脓液，清理它（ubi pus, ibi evacua）"表达了这条外科的经验法则。切开脓肿并排出脓液是一种外科手术。脓液积聚在已有的空腔中称为蓄脓。见脓液（Pus）、切开/切口（Incision）、引流（Drain）。

急性的（Acute）

突然的或立即的（不要与"紧急"混淆），与慢性的、持续性的、非突发的相对。超急性（hyperacute）的意思是非常突然。亚急性（subacute）的意思是迅速，但非突然。

截肢（Amputation）

部分或完全切除肢体。来源于拉丁语"修剪"（amputare）。

麻醉学（Anaesthesia）

涉及手术患者的局部、区域或全身麻醉的医学专业。麻醉医生是有资格进行麻醉的医学专家。

病史（Anamnesis）

字面意思是"来自记忆"。询问患者症状的性质、严重程度、发展情况和持续时间。如果医生从其他人那里得知患者的症状，就称为"由他人陈述的病史（heteroanamnesis)"。病史是对患者进行检查的首要部分，随后是体格检查，必要时还要进行辅助检查。见症状（Symptom）。

解剖（Anatomy）

字面意思是"通过切割来发现"，是对生物体宏观结构的描述。偏离正常人体的解剖结构可能是由自然差异（解剖变异）或疾病及异常（病理解剖）引起的。

消毒（Antisepsis），消毒剂（Antiseptic）

用消毒剂除去皮肤、黏膜或伤口上的细菌。最早的消毒剂是葡萄酒和干邑白兰地。后来人们开始使用苯酚，但它对人体组织的危害太大。今天，人们使用含有碘或氯的化学物质。只用肥皂和水洗手也能在一定程度上消毒，这就是外科医生经常洗手的原因。不要与无菌（asepsis/aseptic）混淆。

动脉硬化（Arteriosclerosis）

动脉的炎症性疾病。动脉内壁胆固醇积聚，引起炎症，碳酸钙可以沉积在产生的疤痕组织中，最终将导致动脉狭窄（stenosis），可逐渐或突然完全阻塞（occlusion）。

动脉（Artery）

在高压（血压）作用下从心脏运送血液的血管。在解剖书中，动脉以红色显示，因为富含氧气的血液是鲜红色的。肺动脉是个例外，因为它从心脏输送缺氧的静脉血到肺部。

人工通气（Artificial ventilation）

用人工方法控制患者的呼吸，包括在嘴和鼻子上戴上面罩，经嘴或鼻子插入一根呼吸管到气管（插管），或在脖子前方开口，直接插入气管（气管切开术）。通气可由手持气囊或机械呼吸机提供。最简单的通气方式是人工呼吸（口对口）。

无菌（Asepsis, aseptic）

不要与消毒/消毒剂（antisepsis/antiseptic）混淆。见无菌的（Sterile）。

助手/辅助人员（Assistant）

医疗助手是卫生专业人员，支持医生和其他卫生专业人员的工作。在手术过程中，（主刀）外科医生团队中的其他成员被称为外科助手，可能包括外科医生和辅助医疗人员。

动脉硬化（Atherosclerosis）

见动脉硬化（Arteriosclerosis）。

尸检（Autopsy）

对尸体进行的检查。见尸检（Obduction）。

活组织检查（Biopsy）

切除一部分组织，目的是进一步检查，如镜检。切除活检（excisional biopsy）是指切除所有受影响的组织。切开活检（incisional biopsy）则只切除部分受影响的组织，其余的留在原位。另见切除（Excision）、切开（Incision）。

动脉阻塞（Blocked arteries）

见动脉硬化（Arteriosclerosis）。

放血（Bloodletting）

放出血液。一直使用到19世纪，用来治疗各种各样的症状，其益处完全基于迷信。见放血刀（Fleam）。

恶病质（Cachexia）

严重的营养不良，消瘦。

癌（Cancer）

体内的细胞脱离了正常的控制机制，以人体为代价，独立地增殖并播散而导致的一种恶性疾病。恶性肿瘤是具有侵袭性的，也就是说，它会主动冲破身体的屏障。皮肤、黏膜或腺体组织的癌变称为癌，血细胞的癌变称为白血病，所有其他组织的癌变称为肉瘤。

心脏外科（Cardiosurgery）

心脏的手术。不要与心脏病学（cardiology）混淆，心脏病学是不用手术方法治疗心脏疾病的医学分支。

外科医生（Chirurgeon）

见外科医生（Surgeon）。

慢性的（Chronic）

持续性的，非突发性的。见急性的（Acute）。

循环系统（Circulatory system）

在压力（血压）和心脏的驱动下，血液在血管中循环的系统。休克是循环系统的衰竭。

割礼/包皮环切（Circumcision）

字面意思是"切开一圈"。完全的包皮环切是从阴茎上将包皮完全切除。参见切除（Excision）、切开（Incision）。

并发症（Complication）

疾病或手术不希望出现（并且是意料之外）的有害后果。不要与副作用混淆，副作用也是治疗过程中不希望出现的结果，但并不是意外的。并发症是手术或非手术治疗所固有的，因此通常不能归咎于人为错误。见发病率（Morbidity）。

保守的（Conservative）

不用外科手术干预，或以任何其他方式直接进入身体的治疗方法。例如药物。见观望的（Expectative）、侵入性的（Invasive）。

治愈性的（Curative）

治疗的目的是彻底治愈一种疾病，即使这可能会降低生活质量。与姑息疗法相对，姑息疗法的治疗目标不是完全康复。见姑息性的（Palliative）。

治愈（Cure）

完全恢复健康，不在身体上留下疤痕。见治疗/疗伤（Healing）。

诊断（Diagnosis）

辨认出患者身上的问题：疾病的本质、原因和严重程度。

脱位（Dislocation）

关节中的骨头错位，也称为脱臼（luxation）。骨折脱位是骨折和脱位的结合。见复位（Reposition）。

离断（Divide）

用外科方法切开或烧开某种结构或器官。肠管可用手术吻合器离断。血管可通过切断并结扎来离断。见结扎（Ligature）。

引流管（Drain）

插入身体开口，用以引流的管子或长条，如从胸腔中引流出空气（胸腔引流），或从脓肿中引流出脓液。多由橡胶或硅胶制成。导尿管是一种特殊的引流管，经尿道插入膀胱。

引流（Drain）

引流出液体，尤指在脓肿上做切口使脓液流出。这一手术方法被称为“切开引流”，简写为 I & D。有时会在切口处或第二个切口处（对口切开）留下一根引流管，来引流脓肿中残留的脓液或以后可能形成的脓液。见脓肿（Abscess）。

困难（Dys-, dis-）

用以表示“不正常”或“困难”的前缀。Dysphagia 指吞咽困难。Dyspareunia 的意思是性交困难，指与性交相关的躯体问题。

外（Ec-, ex-）

表示"外"的前缀。例如，肿瘤切除术（tumourectomy）意思是切掉肿瘤。见切除（Excision）。

择期的（Elective）

非必需的，可选的。择期手术是指有合理替代选项的手术。它可以被计划，但也有充足的时间可以延期，必要时还可以不进行。

栓塞（Embolism）

物质随血液流动，并且会造成循环系统损伤。比如，下肢血栓的血块可使部分肺（的血供）阻塞（肺栓塞）。骨折后，骨髓中的脂肪组织也可能引起栓塞。颈部手术时，颈动脉中的空气（空气栓塞）可能导致脑梗死。

胚胎的（Embryological）

与出生前机体的发展相关的。一旦胚胎发育为完全可识别的动物，就称为胎儿。

临终护理（End-of-life care）

对于致死性的疾病，停止一切与其对抗的治疗，尽力使患者舒适地走向生命尽头。见姑息性的（Palliative）。

灌肠（Enema）

从肛门冲洗肠道。尽管从古至今，灌肠在各种各样的疾病中得到了广泛而积极的应用，但几乎没有证据表明它是有效的，过度灌肠还会产生副作用，可能很轻微，也可能很严重。

循证的（Evidence-based）

根据医学文献中发表的结果做出决策和行动。与"专家意见"——根据该领域中一位专家的看法来决策及行动——相对应。证据有不同等级的可靠程度。从总数越多的患者中得到的某一结论，其可靠性越高。证据可用于国家指南，为治疗者提供框架。

切除/切掉 (Excision)

完全切下以去除某物。另见切开/切口 (Incision)、割礼/包皮环切 (Circumcision)、活组织检查 (Biopsy)、切除 (Resection)。

观望的 (Expectative)

边观察边等待，（暂）不给予治疗，密切监测患者。见保守的 (Conservative)、侵入性的 (Invasive)。

暴露 (Exposure)

游离（必要时剥离）某结构或不正常的组织，包括其紧邻的周边组织，以获得清晰的手术视野，看清全貌及其与周边的联系。

快通道 (Fast track)

一种形式的术后护理，目的是尽快恢复患者的正常功能。包括吃饭、喝水、下床、走动、拔掉插管和导管。

瘘 (Fistula)

通过一条身体组织中的隧道连接的两个小伤口，可以连接两个空腔，也可以将空腔与外部相连。例如，肛瘘将直肠里的伤口与皮肤上的伤口相连。拉丁语中指筒、管子或长笛。

放血刀 (Fleam)

放血专用的特殊刀具，如用于在肘部褶皱处做一切口。这种特殊的刀刃被设计成不会切得过深。见放血 (Bloodletting)。

波动感 (Fluctuation)

挤压充满液体的肿块一侧，其另一侧向外突出的效应。此种情况不会出现在固体的肿块中，因此检查波动感可用于鉴别肿块的内部是液体还是固体。例如，成熟的脓肿里面是液体，而非脓肿的肿块是固体。见脓液 (Pus)、切开/切口 (Incision)、引流 (Drain)。

骨折（Fracture）

骨头断掉。

坏疽（Gangrene）

活组织，如伤口周围的皮肤、脚趾或整个肢体死亡。坏死的肢体（或部分肢体）会干燥缩小，导致黑色干性坏死，这会被身体排斥，而这已经是最好的结果了。死亡的组织也可能腐烂，产生液体和脓液后进入血液。因此，湿性坏疽比干性坏疽更危险。坏疽可由动脉阻塞或伤口感染侵袭性细菌引起。有些细菌会产生气体，加剧坏疽的蔓延，这被称为气性坏疽。

痛风（Gout）

由于尿酸结晶积聚在关节处而引起的炎性疾病。典型的症状是大脚趾疼痛、红肿。

妇产科医生（Gynaecologist）

涉及产科学和女性生殖系统外科治疗的医学专家。

血尿（Haematuria）

尿中带血。

治疗/疗伤（Healing）

"治疗"（healing）和"治愈"（curing）是表示"令人好转"的两种形式，但与治愈（curing）不同的是，治疗（healing）会在身体上留下痕迹（疤痕）。见治愈（Cure）、外科医生（Surgeon）、外科学（Surgery）。

半（Hemi-）

表示"一半"的前缀，主要用于表示左半或右半。偏瘫（hemiparesis）的意思是身体的左半边或右半边瘫痪。半结肠切除术（hemicolectomy）是手术切除（-ectomy）一半（hemi-）的结肠（colon）。不要与前缀heama-及haemo-混淆，二者表示与血有关。

疝（Hernia）

正常情况下本应提供强度支撑的组织发生破裂，使其他结构通过疝而突出。脊柱某一椎间盘的破裂会导致颈部或背部的（椎间盘）疝，而腹壁破裂会导致腹壁疝。

顺势疗法（Homeopathy）

一种江湖医术，如放血。见放血（Bloodletting）。

特发性的（Idiopathic）

没有明确可识别的病因。不要与"e.c.i.，待查"（e causa ignota）混淆，拉丁语中的"原因未知"。

小肠梗阻（Ileus）

肠内容物通过小肠时停滞，导致呕吐和腹部胀起。机械性小肠梗阻，是由缩窄、肿瘤或肠内的阻塞（如毛球）引起的。麻痹性小肠梗阻是肠道的自然运动（蠕动）停止，导致肠道内容物停滞。不要把小肠梗阻与结肠梗阻混淆，后者阻断的是粪便在大肠中通过。

发病率（Incidence）

用以表示某种疾病在某特定人群中出现频率的数据，通常以每十万人每年出现的新病例数来表达。不要与患病率（prevalence）混淆。见患病率（Prevalence）。

切开/切口（Incision）

字面意思是"切开进入"。表示用手术刀切开的动作。切开进入腹腔也叫"section"，如"剖宫产"（caesarean section）。见切除（Excision）、割礼/包皮环切（Circumcision）、活组织检查（Biopsy）、引流（Drain）。

失禁（Incontinence）

不能控制粪便或尿。

指征（Indication）

外科学中指进行某项手术的原因。

梗死（Infarction）

由于为某器官供应富氧血液的动脉（或动脉分支）阻塞，引起器官全部或部分坏死。大脑的部分梗死是脑卒中。肢体或部分肢体的梗死是坏疽。见缺血（Ischaemia）。

感染（Infection）

见炎症（Inflammation）。

炎症（Inflammation）

身体组织中的一种反应，其特征是炎细胞的活化以及受累区域的疼痛、发红、肿胀、发热和功能丧失。感染是由病毒或其他活病原体，如细菌、酵母、真菌或寄生虫引起的炎症。大多数感染会引起炎症，但并非所有炎症都是由感染引起的。

间歇性跛行（Intermittent claudication）

腿部供血动脉缩窄，因而造成走路时小腿肌肉缺氧，引起疼痛，在休息时疼痛立即停止。见缺血（Ischaemia）。

侵入性的（Invasive）

通过手术、导管等直接进入体内的治疗方式，如经皮冠状动脉介入治疗（percutaneous coronary intervention, PCI）。与药物和其他非侵入性的治疗手段相对。微创治疗（minimally invasive, 侵入性最小化）的目的是尽量避免手术的缺点。见观望的（Expectative）、保守的（Conservative）。

缺血（Ischaemia）

由于富氧血液供应不足，导致器官或肢体的全部或部分缺氧，例如动脉狭窄。疼痛、功能丧失等症状，在器官或肢体被更多地使用时，就会出现或恶化，因为这增加了对氧气的需求。极度的缺血会导致不可逆的梗死和组织坏死。见间歇性跛行

(Intermittent claudication)。

剖腹手术（Laparotomy）

做切口切开腹部。与腹腔镜——腹腔的微创手术相对。见切（-tomy）、腹部（Abdomen）。

学习曲线（Learning curve）

作为外科医生、团队或医院在特定的手术上获得更多的经验，减少并发症和患者的死亡风险（发病率和死亡率）。最终，发病率和死亡率降低直至更多的经验获取不再有效果。学习曲线就此"完成"或"获得"。一个典型的学习曲线需要一百多个患者来完成。

结扎（Ligature）

用线将出血的血管扎起来。结扎有着固定的程序。首先，外科医生用钳子夹住流血的伤口。当出血完全停止时，助手将一根线穿过夹子下方的组织，在上面打一个结。这个过程需要沟通。助手在完成时，会说"好了"，然后外科医生小心地松开钳子。如果这个结看上去控制住了出血，助手就会说"谢谢"，然后外科医生把钳子完全放开，交还给洗手护士。之后，洗手护士递给外科医生一把剪刀，他再剪断线的两端。

截石位（Lithotomy position）

仰卧位，双腿向上。能够提供会阴的清晰视野。肛门、阴道、阴囊和阴茎手术的首选体位。自路易十四以来，也是分娩的首选体位。

取石术（Lithotomy）

从膀胱中取出石头的手术（字面意思是切开取石）。进行这项手术的人以前被称为取石匠。

局部的（Local）

解剖学上不能称为"区域"的身体部位，如前额、小指、肚脐或胰腺。见区域的（Regional）。

脱臼（Luxation）

脱位。见脱位（Dislocation）、复位（Reposition）。

淋巴（Lymph）

组织液。通过血液运输的细胞间的透明液体。特殊的小淋巴管单独清除多余的淋巴液。来自小肠的淋巴液，即乳糜，还含有来自食物中的脂肪，因此呈乳白色。见淋巴结（Lymph nodes）。

淋巴结（Lymph nodes）

不超过半厘米的结节，淋巴管在此聚集。人体淋巴管的巨大网络上，成群的淋巴结形成淋巴站。见淋巴（Lymph）、转移（Metastasis）、根治性的（Radical）。

宏观的（Macroscopic）

肉眼可见的，对应于"微观的，显微镜可见的（microscopic）"，指太过微小而肉眼看不见的。

医疗差错（Medical error）

见并发症（Complication）。

肠系膜（Mesentery）

整个小肠与腹腔后部的联结，血管经此处走行进出肠道。它的形状像一个扇子，所以连接肠的那侧有6米长，但与腹壁相连的地方只有30厘米。它与腹腔后部的连接处到肠道的距离也是30厘米。当腹腔被切开时，这个长度足以让肠子从腹腔流到手术台上。

转移（Metastasis）

字面意思是"移位"。当癌细胞从肿瘤中脱落，并在身体其他部位形成新的肿瘤时。转移可以是直接的，越过空腔或平面的边缘，也可以通过血管到达身体更远的部位。例如，通过门静脉到达肝脏，通过动脉到达骨或大脑，或通过淋巴管到达淋巴结。

发病率（Morbidity）

来自拉丁语morbus，意思是疾病。外科学中用于描述并发症的发生率。用某种手术中发生某种并发症的百分比来表示。见并发症（Complication）。

死亡率（Mortality）

死亡的风险，来自拉丁语mors，意思是死亡。外科手术中由于疾病或手术本身而导致的死亡，用患者死于某种疾病或手术的百分比来表示。

麻醉（Narcosis）

昏迷状态。见麻醉学（Anaesthesia）。

坏死（Necrosis）

死亡的组织。切除坏死组织的手术叫作坏死切除术（necrotectomy）。

持针器（Needle-holder）

用于夹紧缝针并引导其穿过组织的手术器械。

神经系统（Nervous system）

大脑、脊髓和神经的总称。

尸检（Obduction）

同autopsy。

肥胖（Obesity）

与同性别、同种族、同年龄、同身高的人相比，过高的体重会带来健康风险。在西方世界，如果成年人的体重指数（body mass index, BMI）——体重（单位为千克）/身高（单位为米）的平方——高于25，就被认为是肥胖。亚洲人的BMI肥胖下限较低。

闭塞（Occlusion）

肠管、血管或任何其他中空结构的阻塞。动脉阻塞可引起梗死或坏疽。见动脉硬化（Arteriosclerosis）。

手术记录（Operative report）

患者病历中记录手术过程的文件。每次手术都需要一个记录，详细描述整个过程，从患者在手术台上的体位到皮肤的消毒，再到最后的缝合和敷料的使用。记录还应注明患者姓名、手术医生、助手和麻醉医生的姓名，以及手术的日期、指征和性质。

骨科/骨外科（Orthopaedics）

其字面意思是"让孩子变直"。骨科学最初是一门主要给儿童配上支架、夹板、鞋垫和矫形鞋，来矫正骨骼畸形的学科。虽然以前的骨科并不涉及外科手术，但现在它已经成为一门专门"切割"的学科，在身体的肌肉骨骼结构上进行手术。目前骨科医生的主要工作是用假体替换关节。

治疗结果（Outcome）

由医生、团队或护理机构在治疗某种疾病方面取得的总结果，包括短期和长期的负面后果，如发病率和死亡率。一个常用于衡量结局的指标是5年生存率，即术后5年仍然存活的患者的百分比。

姑息性的（Palliative）

在不治愈病因的情况下减轻痛苦。姑息治疗的目的是延长疾病终末期患者的生命，提高他们的生活质量，但没有完全治愈的希望。与治愈性治疗相对。见临终护理（End-of-life care）、治愈性的（Curative）。

病理的（Pathological）

偏离正常、健康的状况。病理学（pathology）的意思是"对疾病的研究"，但也用来描述实验室或医院中使用显微镜进行组织检查和尸检的部门。

一期愈合（Per primam）

第一种情况。一期愈合是伤口愈合的第一种方式。见伤口愈合（Wound healing）。

二期愈合（Per secundam）

第二种情况。二期愈合是伤口愈合的第二种方式。见伤口愈合（Wound healing）。

肛周的（Perianal）

肛门周围，在肛门附近或与肛门有关的。

会阴（Perineum）

我们出生的开口的周围区域。臀部和下腹之间的区域。包括盆底，有肛门、阴道、阴囊和阴茎。

腹膜（Peritoneum）

腹腔的内衬。腹膜的感染被称为腹膜炎（peritonitis）。

pH值

液体酸度的化学表达：pH=7为中性，pH值越低酸性越强，越高则碱性越强。人体的最佳pH值为7.4。

产后的（Post-natal）

分娩后。产后抑郁（post-natal depression）是一种精神疾病，是抑郁症的一种形式，出现于女性分娩以后。

患病率（Prevalence）

某一特定时刻，人群中某一特定疾病的病例数。患病率主要以每千名患者中的病例数来表示。见发病率（Incidence）。

一期（Primary）
见一期愈合（Per primam）。

不伤害原则（Primum non nocere）
医学的基本原则，字面意思是"首先不去伤害"。至少，不要把事情弄得更糟。有时，外科医生不得不去做手术，暂时让情况变糟，为的是让病情最终得到改善。在这种情况下，必须考虑长期的利弊。因此，决定是否进行手术不能总是基于不伤害原则。根据"己所不欲，勿施于人"的原则，外科医生可以更好地开展工作。

探针（Probe）
用来探测伤口或瘘管深度的杆状器械。

预后（Prognosis）
前景。它包括：一种疾病的结局如何，结局是好是坏的概率，康复所需的时间，可预期的症状及并发症。

假体（Prosthesis）
用人造的东西暂时或永久地替换身体的一部分，如，义肢、假牙、人造血管、耳朵里的人工听骨、人工髋关节或肩关节。

泻药（Purgative）
用于引起腹泻的泻剂，如蓖麻油。

脓液（Pus）
由感染产生的液体，包括死亡的炎症细胞（白细胞）、细菌、组织和组织液。不同的病原体引起的脓液也不同，具有独特的气味、颜色和质地。典型的皮下脓肿（疖）含有油腻感的淡黄色脓液，略带奶酪味。肛门周围的脓肿有强烈的粪臭味。牙齿脓肿的气味最为难闻。见脓肿（Abscess）、引流（Drain）。

根治性的（Radical）

字面意思是"连根拔起"。外科学中常与切除连用。不仅切除器官或器官的一部分，还要切除对应的淋巴结。根治性切除也称为根除（extirpation），字面意思相同。见完全（Total）、转移（Metastasis）、淋巴结（Lymph nodes）。

区域的（Regional）

与身体的某一区域有关的，区域要有独立的动静脉从机体进出，运送血液。如上腹部、颈部或小腿。见局部的（Local）。

复位（Reposition）

用于移位骨折的外科动作，将骨折的骨头推或拉回原位。脱位的关节也可以复位。肩膀脱臼可以用希波克拉底法（一只脚放在腋窝上，拉动外展的手臂）进行复位，也可以用科克尔手法。见脱位（Dislocation）。

切除（Resection）

字面意思是"切掉"或"拿走"。在实际中，相当于excision。

复苏（Resuscitate/resuscitation）

字面意思是"复活"或"使恢复生命"。紧急情况下，使受害者或患者存活所需要的一切行动。

危险因素（Risk factor）

能够造成疾病或并发症风险的情况。例如，营养不良、肥胖、糖尿病和吸烟是伤口愈合不良的4个重要危险因素。

手术刀（Scalpel）

手术用刀。从前是一体式的，刀刃和刀柄连在一起。现代外科中，几乎完全由可以安装一次性刀片的单独刀柄所取代。见放血刀（Fleam）。

疤痕（Scar）

见伤口（Wound）、伤口愈合（Wound healing）、治疗/疗伤（Healing）。

阴囊（Scrotum）

容有睾丸的囊。

二期（Secondary）

见二期愈合（Per secundam）。

休克（Shock）

见循环系统（Circulatory system）。

副作用（Side effect）

见并发症（Complication）。

体征（Sign）

见症状（Symptom）。

窦（Sinus）

向外开口的空腔。与瘘管不同，瘘管连接的是两个开口。

狭窄（Stenosis）

肠、血管或任何其他中空结构的狭窄。动脉狭窄会在身体运动时出现症状。见动脉硬化（Arteriosclerosis）。

不育的/无菌的（Sterile）

1. 不能生育后代。2. 完全没有任何病原体，也称为无菌的（aseptic）。不要和消毒剂（antiseptic）混淆。手术器械、手术衣和手套用伽马射线或高压蒸汽灭菌。

孔/造口/开口 (Stoma)

主要指位于腹部皮肤上的肠道出口。还有一个更好的名字是人工肛门（anus praeternaturalis），字面意思是"超越自然的肛门"。在小肠造口称为回肠造口术或空肠造口术，大肠造口术称为结肠造口术。

脑卒中 (Stroke)

由于出血或脑梗死而导致部分大脑功能丧失。正式的医学术语是脑血管意外（cerebrovascular accident, CVA）。见梗死（Infarction）。

皮下组织 (Subcutaneous tissue)

也被称为subcutis或hypodermis。指皮肤下面的一层脂肪和结缔组织。女性肥胖的典型表现是皮下层厚度的增加（而男性肥胖的典型表现是腹内肠道周围的脂肪组织堆积）。浅表血管、感觉神经和淋巴管贯穿于皮下。

外科医生 (Surgeon)

字面意思是"用手工作的人"，古英语中称为chirurgeon。有资格通过手术治疗患者的医学专家，他们处理只能够用手术治疗的疾病和障碍。外科专业被称为"切割"的学科。

外科学 (Surgery)

"手工活"，来自希腊语手工（kheir）和工作（ergon）。它也是治疗的艺术。历史上，外科学与医学是严格分离的，医学只处理不用手就能治疗的疾病。现代医学中，外科医生当然也是医生，且非外科医生也会用手工作。然而，治病（curing）与疗伤（healing）之间的差异使得两种方法（切割和非切割）之间仍存在差异。见治疗/疗伤（Healing）。

症状 (Symptom)

患者注意到的身体正常功能的变化。因此，症状不能由医生来观察，只能由患者告诉他们。询问症状的性质、程度和发展是医生检查患者的第一步。这一步被称为病史（问诊）。医生在患者身上观察到的或引出的任何异常都不是症状，而是体征。对体征进行识别是第二步，称为体格或临床检查。

梅毒（Syphilis）

通过性传播的慢性感染。由梅毒螺旋体（Treponema pallidum）引起，会导致组织的破坏，如脸部，最终将侵犯中枢神经系统。这种消耗性疾病在19世纪普遍存在，直到第二次世界大战后，出现抗生素才得到有效治疗。

开胸术（Thoracotomy）

切开胸腔。还有一种进入胸腔的方法是胸腔镜，即胸腔微创手术。见切（-tomy）、胸（Thorax）。

血栓形成（Thrombosis）

血管中形成血凝块。静脉中血栓形成（venous thrombosis）导致组织液积聚，阻碍其流动。动脉血栓形成可导致坏疽或梗死。

组织（Tissue）

一组具有相同功能的细胞。每个组织具有特定的结构、功能和特性，通常有独立的血管提供氧气和营养。身体部位通常由不同种类的组织组成，如皮肤、皮下组织、结缔组织、肌肉组织、神经组织、腺体组织、骨骼和软骨。

切（-tomy）

后缀。剖腹手术（laparotomy）要剖开腹部，开胸术（thoracotomy）要切开胸部，开颅术（craniotomy）要切开头部。后缀-ectomy意为"切除"。肿瘤切除术（tumourectomy）要切除肿瘤。甲状旁腺切除术（parathyroidectomy）要切除甲状旁腺。

完全（Total）

外科学中，意味着包括最外侧的边缘。见根治性的（Radical）。

止血带（Tourniquet）

紧绑在肢体上的带子。如果它产生的压力高于血压，肢体的所有出血都将停止。如果它的压力低，血液就会被阻滞在肢体中，止血带可以用来促进血液从静脉中流出。见放血（Bloodletting）。

移植（Transplantation）

将组织完全从体内分离而转移。见移位（Transposition）。

移位（Transposition）

转移组织而不完全分离的外科方法。见移植（Transplantation）。

创伤（Trauma）

由外部冲撞造成的伤害或伤口（来自古希腊语）。外科学中通常按照字面意思来理解。车祸、跌倒、被打、弹伤、刀或拳伤都属于创伤。创伤性的（traumatic）意为"造成伤害或伤口的"。手术用的镊子尖端很小，可以牢牢地夹住组织而不会造成瘀伤或挤压，因此被称为"无创伤镊"。创伤学是研究创伤引起伤害的外科学分支。

三联征（Triad）

3种症状或体征的固定组合，可以预测某种诊断。例如，一个糟糕外科医生的三联征，一是把并发症归咎于环境，而不是他自己（缺乏）的才华，二是认为自己的经验优先于科学证据，三是不尊重他的手术团队。

肿瘤（Tumour）

字面意思是增长或肿块。理论上可以指任何肿块，但现在实际上只用于异常的组织生长。可以是良性的（非恶性的）或恶性的（癌性的）。肿瘤切除术（tumourectomy）即切除肿瘤。见癌（Cancer）、切除（Resection）、切除（Excision）、完全（Total）、根治性的（Radical）。

导尿管（Urinary catheter）

见引流（Drain）。

泌尿外科医生（Urologist）

专门从事肾脏、泌尿道、膀胱和男性生殖器外科手术的医学专家。

静脉（Vein）

输送血液到心脏的血管。形容词形式是venous（静脉的）。在解剖书中，静脉用蓝色表示。缺氧的血液是暗红色的，透过静脉的薄壁看上去呈蓝色。静脉中有静脉瓣，阻止血液向下回流。肺静脉是一种特殊的血管，它也将血液输送到心脏，但因其中的血液来自肺部，所以富含氧气。门静脉将血液从肠道输送到肝脏，而不是心脏。

白细胞（White blood cell）

又称leucocytes，活跃于血液内及血管外的不同细胞的统称，它们可以移动到身体的任何组织中。

伤口（Wound）

身体屏障的裂缝。皮肤上的开口通常被称为伤口，黏膜上的开口称为溃疡。伤口有边缘和创面。伤口的愈合取决于伤口中细菌的存在、坏死组织的数量、伤口边缘和创面的血液供应以及患者的营养状况。愈合后伤口会留下疤痕，因为连接伤口需要额外的结缔组织。

伤口愈合（Wound healing）

伤口的恢复过程，会留下疤痕。伤口的一期愈合是指结缔组织连接伤口。只有当伤口干净、伤口边缘对合良好达数天、创面和边缘有足够血液供应时，才会出现此种愈合。伤口的二期愈合是伤口最初呈开放状态，并将逐渐被新的组织——肉芽组织填满。皮肤或黏膜会在新组织上生长闭合。见伤口（Wound）。

X射线图像增强器（X-ray image intensifier）

透视。用X射线成像在监视器上实时显示骨折情况的方法。X光机可以在手术中使用。手术室里的人必须穿上铅衣，以保护自己免受辐射。